Heilung der Erkältungs- und Infektionskrankheiten durch natürliche Behandlung

Von Dr. med. Erich Rauch

Mit 10 Abbildungen von Otto Stefferl, Wien

10. Auflage

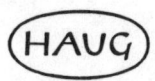

Karl F. Haug Verlag · Heidelberg

CIP-Kurztitelaufnahme der Deutschen Bibliothek

Rauch, Erich:
Heilung der Erkältungs- und Infektionskrankheiten durch natürliche Behandlung /
von Erich Rauch. Mit 10 Abb. von Otto Stefferl. — 10. Aufl. — Heidelberg :
Haug, 1980.
    ISBN 3-7760-0538-6

© 1967 Karl F. Haug Verlag, Heidelberg

2. Auflage 1971
3. Auflage 1974
4. Auflage 1975
5. Auflage 1976
6. Auflage 1976
7. Auflage 1977
8. Auflage 1978
9. Auflage 1979
10. Auflage 1980

Verlags-Nr. 8034

Gesamtherstellung: Pilger-Druckerei GmbH, 6720 Speyer

Inhalt

Worum es geht

*Das große Experiment, das seit Jahrtausenden
die Menschheit mit sich selbst anstellt –
Medizin genannt –
ist noch nicht zu Ende.*
Christoph Wilhelm HUFELAND [1762–1836]

Im Grunde geht es jeden an: Erkältungsfolgen, Grippe und
andere Infektionskrankheiten greifen von Zeit zu Zeit unabweis-
bar in das Leben des Menschen ein. Als Erkrankter oder als Helfer
eines Kranken ist man plötzlich betroffen. Häufig geraten Kinder
und Erwachsene sogar in eine Kette von Infekten, aus der sie nur
schwer herauskommen: Kaum ist die eine Infektion überwunden,
folgt schon die nächste.

Bei bestimmten Bedingungen, wie plötzlichen Kältewellen, naß-
kalter Witterung, Föhneinbrüchen, verbreiten sich viele Krankheitserreger, besonders Grippeviren, unvorstellbar rasch. Wer sich
zu diesen Zeiten überfordert, übermüdet oder unterkühlt und
wer durch andere Fehler seine Abwehr schwächt, fällt ihnen leicht
zum Opfer. Über Nacht treten Epidemien auf, jeder Zweite oder
Dritte wird befallen, niest, schneuzt, spuckt und hustet, viele erkranken ernster, und nicht wenige, besonders ältere Menschen sterben
an Komplikationen, wie Lungenentzündung, Herz- und Kreislauf-
versagen usw. Schulen, Betriebe, Arbeitsstätten werden mitver-
seucht und stehen halb leer.

Man wundert sich, daß dies auch heute noch möglich ist. Leben
wir doch unter besseren hygienischen Verhältnissen denn je; die
medizinische Wissenschaft wertet ständig neue Entdeckungen aus;
aber die Zahl der Erkältungs- und Infektionskrankheiten wird
nicht geringer. Im Gegenteil! Gerade Infektfälle benötigen heute
immer mehr Spitalraum für sich, immer mehr medizinisches Per-
sonal und immer kompliziertere Therapien[1])! Allein die vermeint-
lich so leicht zu kurierenden Grippefälle überfüllen zeitweilig die
ärztlichen Wartezimmer, vergrößern die Bettennot in Kranken-

---

[1]) Der Präsident des deutschen Ärztetages, Professor FROMM, teilte zum Welt-
gesundheitstag 1967 mit, daß die Zahl der Personen, die in der Krankenpflege
tätig sind, in den letzten zehn Jahren um mehr als 50 % gestiegen ist. Österr.
Ärzte-Ztg. 5 [1967], 9.

häusern und überlasten die Ärzte verschiedener Fachrichtungen. Die enorme Verbreitung dieser Erkrankungen trägt maßgeblich dazu bei, daß:

der gesamte Medikamentenverbrauch der Bevölkerung von Jahr zu Jahr sprunghaft ansteigt;

ungezählte Halbkranke unter dauernde Arzneiabhängigkeit geraten;

eine einzige stärkere Grippewelle ausreichen kann, um der Wirtschaft schwere Verluste beizufügen; und daß

Sozialversicherungen in Millionendefizite gestürzt werden können.

Es erhebt sich die Frage, ob diese unerfreuliche Entwicklung vermeidbar ist und ob ihr entgegengetreten werden kann.

Nach Auffassung der naturheilkundigen Richtung der Heilkunst – und aus deren Sicht wird diese Schrift behandelt – muß diese Frage bejaht werden. Gibt es doch eine Fülle bewährter, heute vielfach vergessener naturgemäßer Vorbeugungs- und Heilmaßnahmen, die gerade bei Erkältungsfolgen, Grippen und anderen ansteckenden Krankheiten unglaublich rasch und durchgreifend wirken; Heilmaßnahmen, die sich bei richtiger Anwendung manchen „Modetherapien" gegenüber als überlegen erweisen; und Heilmethoden, die in den meisten Fällen günstigere Erfolge zeitigen, als allgemein für möglich gehalten wird. Diese natürlichen Verfahren können aber – im Gegensatz zu manchen modernen Behandlungsarten – keinen Teufelskreis an möglichen unerwünschten Nebenwirkungen und Komplikationen nach sich ziehen; sie können niemanden in Arzneiabhängigkeit oder Medikamentensucht geraten lassen; ja sie könnten sogar der wirtschaftlichen Überlastung der Krankenkassen erfolgreich entgegentreten: gibt es doch keine billigeren und sehr oft keine besseren Heilmittel als F a s t e n , L i c h t , L u f t , S o n n e u n d W a s s e r ! Und nicht zuletzt: Zahlreiche gefährliche Verlaufsformen und Komplikationen der Infektionskrankheiten pflegen bei naturgemäßer Behandlung überhaupt nicht aufzutreten! Dies hat schon Professor BRAUCHLE an Hand eines Erfahrungsgutes von über 40 000 ausschließlich naturheilkundig behandelter Patienten eindeutig festgestellt[1]). Auf Grund derart überzeugender Heilerfolge sah auch BRAUCHLE in bestimmten natürlichen Heilverfahren

> „das klassische Mittel, den akut fieberhaften Krankheiten zu begegnen."

Natürliche Behandlungsmethoden erfordern verständlicherweise genau so die Hilfe des Arztes wie alle anderen Therapien. Der Arzt wird aber häufig nur in jenen Fällen eine natürliche Behandlung anraten können, wo er den Kranken oder seine Angehörigen naturheilkundig gebildet weiß. Dies ist begreiflich, da im Zeitalter der Medikamente die Verordnung natürlicher Heilanwendungen, wie bestimmter Bäder usw., – und gar beim akuten Infekt! – häufig zunächst auf Verständnislosigkeit oder Ablehnung von seiten des Patienten stößt; ist doch der Kranke von heute fast nur mehr an die Heilkraft chemischer Mittel – und an sonst fast nichts – zu glauben gewöhnt. Außerdem obliegt die Durchführung der natürlichen Maßnahmen zum Teil dem Kranken selbst und muß ihm auch anvertraut werden können. Wenn PRIESSNITZ seinerzeit sagte, daß zur Wasserkur Charakter gehöre, so gilt dies heute für die gesamte natürliche Heilweise! Sie verlangt nämlich die Bereitschaft des Kranken, selbst, aktiv an seiner Gesundung mitzuwirken; und überdies erfordert sie die Kenntnis der Methodik, da nur richtige und konsequente Durchführung der Heilmaßnahmen zum Erfolg führt.

Nur wer gewillt ist, an der eigenen Gesundung mitzuwirken, und bereit ist, für richtige und konsequente Durchführung zu sorgen, kann daher mit vollen Auswirkungen der natürlichen Heilmöglichkeiten rechnen: mit Erfolgen, die mit Recht schon oft als „verblüffend" oder „wunderbar" bezeichnet worden sind.

Wer seine Genesung jedoch lieber ohne persönliche Mithilfe nur von Arzt und Medikament allein empfangen will, der meide alle natürlichen Heilwege! Sie bringen ihm keinen Erfolg!

---

[1]) BRAUCHLE, A.: Naturheilkunde des praktischen Arztes, Bd. II, Stuttgart 1953. Hippokrates-Verlag.

So bleibt es der Einsicht jedes einzelnen überlassen, zu entscheiden, welcher Behandlungsart er sich anvertraut. Die Gesundheit läßt sich aber nicht erkaufen! Daher gilt auch heute wie vor 2½ Jahrtausenden noch das Wort des HIPPOKRATES, des „Vaters der Medizin":

„Das Leben ist kurz, die Kunst aber lang. Es genügt nicht, daß wir Ärzte das Erforderliche leisten; der Kranke selbst und seine Umgebung müssen, jeder das Seinige, zur Erreichung der Heilung beitragen."

Zu erkennen, wie dies möglich ist, darum geht es. –

Zum Verständnis der naturgemäßen Behandlungsweise sind zunächst 3 Grundprinzipien der naturgemäßen Heilkunst kennenzulernen. Sie lauten:

1. Aktivierung des „inneren Arztes" anstelle bloßer Medikamentenzufuhr;
2. Milieugesundung anstelle bloßer Mikrobenvernichtung; und
3. Stoffwechselentlastung anstelle -belastung.

Der 1. Grundsatz:

Aktivierung des „inneren Arztes" anstelle bloßer Medikamentenzufuhr

Die Natur ist der erste Arzt,
der Mensch ist der zweite.
PARACELSUS [1493–1541]

Aus Naturbeobachtung erkannten die Ärzte des Altertums, daß im Organismus ein inneres Heilprinzip vorhanden sein müsse, das für systematische Bekämpfung jeder Erkrankung sorgt. Im Inneren des Erkrankten würde bald Chaos oder eine Art von Panik entstehen, könnte nicht eine höhere Ordnungsmacht eingreifen und sinnvolle Gegenmaßnahmen veranlassen. Die Abwehrvorgänge, das Heilbestreben und Heilvermögen des Kranken werden somit von einer übergeordneten Instanz gesteuert, die der größte Arzt des Mittelalters, PARACELSUS, einfach und klar als den „inneren Arzt"

bezeichnet hat. Die alten Ärzte prägten auch den Lehrsatz:
M e d i c u s   c u r a t   –   n a t u r a   s a n a t !

Das heißt, der Arzt kuriert, er verordnet die Kurmaßnahmen, aber es heilt die Natur, das ist der innere Arzt.

Für den Gesundungsprozeß ist demnach der innere Arzt die wichtigste Begabung, das höchste innere „Kapital" des Menschen. Wie man aber jede Begabung fördern oder hemmen kann, so kann man auch den inneren Arzt in seiner Tätigkeit fördern, hemmen oder sogar völlig lahmlegen.

Förderung erzielt man:

1. durch positive innere Einstellung zur Heilung. Der Arzt, die Angehörigen und vor allem der Kranke selbst müssen Zuversicht, Glauben und den Willen zur Gesundung stärken, so daß alle inneren Kräfte an der Heilung mitwirken und durch keine Zweifel an der baldigen Genesung behindert werden. Und

2. durch therapeutische Maßnahmen, welche die Heilvorgänge der Natur zweckvoll unterstützen. Dabei kommt es im besonderen auf die aktive Mithilfe des Kranken an: Sämtliche von ihm selbst durchgeführten Heilanwendungen vermitteln neue Heilimpulse, die den Gesundungswillen stärken und dadurch den inneren Arzt beleben.

Im Gegensatz dazu hemmen oder lähmen gleichgültiges, passives Verhalten, stumpfes Darniederliegen, apathisches Abwarten oder gar alle negativen Einstellungen, Ängste oder Befürchtungen den Heilvorgang. Dem Patienten mit der Einbildung „mir kann niemand mehr helfen", dem kann tatsächlich kaum geholfen werden, solange er nicht seine Einstellung ändert. Wer wohlig seinen Trübsinn pflegt, seine Leiden hätschelt, seinen Pessimismus verteidigt, der darf sich auch nicht wundern, wenn alle Therapie versagt.

Mit Entdeckung der Sulfonamide, Antibiotica, Cortisone und anderer Wirkstoffe wurden dem Arzt des 20. Jahrhunderts völlig neuartig wirkende Arzneien in die Hand gegeben. Diese revolutionierten durch ihre fast zauberhafte Wirkung die bisherige Heilweise. Viele Jahrtausende alte bewährte Methoden wurden nahezu vergessen, und eine neue Therapieform, eine moderne, sogenannte elegante Therapie setzte sich durch. Diese machte vieles bequemer für den Patienten: V o m   a k t i v e n   M i t a r b e i t e r   a n   d e r

Krankheitsbekämpfung wurde er vielfach zum passiven Beobachter der Wirkung seiner Medikamente. Er selbst bekam kaum mehr anderes zu unternehmen, als Injektionen zu empfangen oder Pulver einzunehmen. Die neuen Medikamente vermochten scheinbar allein, „aus eigener Machtvollkommenheit", alles in Ordnung zu bringen.

Aber nach der Zeit der Triumphe und Begeisterung tritt immer mehr Ernüchterung ein. Auf großen Glanz ist schon viel Elend gefolgt. Zahlreiche Präparate und Dosierungen, die gestern noch verblüffende Effekte hervorgerufen haben, erweisen sich heute bereits als zu schwach. Daher werden auch immer neue, immer eingreifendere Medikamente erzeugt; immer hektischer folgt auf ein Modepräparat schon das nächste, und auch dieses wird schließlich für neue Ernüchterung sorgen[1]). Wohl sterben einige Krankheitsformen aus, aber neue Variationen und Komplikationen treten auf, und die Niederzwingung mancher Prozesse erweist sich zunehmend schwieriger.

Der Pendelschlag der Entwicklung der medikamentösen Therapie hat zu ihrer Überbewertung, ja mitunter „Vergötzung" geführt. Die Überbewertung des Medikamentes kam auf Kosten der aktiven Mitwirkung des Kranken an seiner Gesundung, also auf Kosten der Aktivierung des inneren Arztes zustande. Der Mensch aber sollte immer die Mitverantwortung für seinen Gesundheitszustand tragen dürfen. Nimmt man ihm nämlich die Möglichkeit dazu, dann bleiben viele seiner besten Kräfte brach liegen. Er hat kaum mehr anderes zu tun, als auf die Kunst der Ärzte zu hoffen und ihnen die alleinige Verantwortung für sein Wohl und Wehe zuzuschieben. In dieser Situation kann eine Therapie aber lange nicht so gut wirken, als wenn man dem inneren Arzt des Patienten die Möglichkeit einräumt, alle verfügbaren geistigen, seelischen und körperlichen Kräfte zur Heilung einzusetzen. Eine Maschine ersetzt nicht die Seele und das Medikament nicht den inneren Arzt. Auch der Kranke des 20. Jahrhunderts kann auf die Aktivierung seines höchsten Gesundungskapitals nicht verzichten. Daher muß und wird der Pendel-

---

[1]) Laut amerikanischen Zahlen reicht die durchschnittliche Popularitäts- und Wunderdauer der seit 1947 in Umlauf gesetzten miracle drugs 4 Jahre! (Erfahrungsheilkunde 16 [1967], 2. Dr. med. A. BECKER.)

schlag der medizinischen Entwicklung auch wieder in die andere Richtung drängen!

Der erste Grundsatz der naturgemäßen Behandlungsweise fordert daher die aktive Aufbietung aller verfügbaren inneren Kräfte des Kranken auf das Ziel seiner Heilung; darüber hinaus müssen dem Patienten geeignete Möglichkeiten, wie natürliche Heilanwendungen, anvertraut werden, damit er auch selbst, durch eigene Bemühung und unter eigener Mitverantwortung aktiv an seinem Gesundungsprozeß mitarbeiten kann. Unter solchen Bedingungen wird sich sein innerer Arzt frei und ungehemmt entfalten, seine Wirkung steigern und mit ständig neu belebter Kraft sein Heilungswerk vollbringen.

Der 2. Grundsatz:

Milieugesundung anstelle bloßer Mikrobenvernichtung

Le microbe n'est rien –
le terrain c'est tout.
Louis PASTEUR [1822–1895]

Ob Lebewesen gut oder schlecht gedeihen, ob sie sich vermehren oder zugrunde gehen, hängt von den Bedingungen ihres Lebensraumes ab. Diese Bedingungen bezeichnet man als Milieu. Sumpfige Wiesen bieten zum Beispiel Fröschen und Kröten ein gutes Milieu, trockene Wiesen hingegen ein schlechtes. Auch Krankheitserreger hängen völlig vom Zustand ihres Lebensraumes, das heißt vom Zustand ihres Milieus ab. Schon geringe Veränderungen dieses Milieus genügen, um ihre Gefährlichkeit zu steigern, herabzusetzen oder völlig zu beseitigen.

Ganz gesunde Verhältnisse im menschlichen Organismus lassen ein Ansiedeln von Krankheitserregern schwer oder gar nicht zu.

Geraten jedoch Blut und Lymphe durch giftige Stoffe, wie vermehrte Stoffwechselrückstände, in eine geschwächte Verfassung, oder verschlacken die Gewebe eines Körpers, dann verändert sich auch ihr Zustand und damit ihr Milieu. Dieses geänderte Milieu bietet Krankheitserregern einen günstigen Nährboden; es schwächt die Abwehrkraft und erzeugt Anfälligkeit gegen Infektionen.

Bricht bei den Kindern einer Schule oder den Angehörigen eines Betriebes eine ansteckende Krankheit aus, dann werden praktisch alle anwesenden Personen angesteckt. Aber es erkrankt nur ein Teil von ihnen; der andere Teil bleibt gesund. Bei den Erkrankten war das körperliche Milieu vor Ausbruch der Infektion meist schon beeinträchtigt, sozusagen „mikrobenfreundlich" geworden, so daß sich Krankheitserreger rasch vermehren konnten. Bei den gesund Gebliebenen fanden die Mikroben jedoch keinen günstigen Nährboden, weshalb sie sich einem anderen Opfer zuwandten. Es ist somit kein Zufall, sondern zustandsbedingt, daß bestimmte Menschen oftmals von Infektionen befallen werden und andere nicht. Der große französische Forscher Louis PASTEUR prägte daher den oben zitierten Satz:

„Die Mikrobe ist nichts, das Terrain (Milieu) ist alles."

Und die großen Naturheiler wie ein Louis KUHNE sagten:

„Eine akute Krankheit ist nicht denkbar, wenn ihr nicht eine Belastung des Körpers mit Fremdstoffen vorausgegangen ist."

Die modernen Bekämpfungsmittel der Infekte vernichten zahlreiche Krankheitserreger in kurzer Zeit. Dadurch klingen zwar viele akute Prozesse bald ab; aber solange sich die ganze Behandlung auf die Anwendung solcher Mittel beschränkt, solange geschieht nichts gegen die eigentliche Krankheitsursache, gegen das mikrobenfreundliche Milieu. Daher folgt so leicht auf den einen Infekt der nächste.

Naturgemäße Heilverfahren schlagen die umgekehrte Behandlungsrichtung ein. Durch Entschlackungs- und Entgiftungsmaßnahmen erstreben sie Reinigung der Säfte und Gewebe und damit Normalisierung des Milieus; und durch Ertüchtigungs- und Abhärtungsmaßnahmen steigern sie die Abwehrkraft des Organismus. Die

Lebensbedingungen für die Krankheitserreger werden dadurch ungünstig, so daß sie meist rasch den Körper verlassen.

Zur Erläuterung der beiden verschiedenen Behandlungsarten sei noch einmal der Vergleich mit der Tierwelt herangezogen: Die Kröten im Sumpf kann man durch Aufstreuen eines Giftes töten. Diese Bekämpfungsmethode entspricht der medikamentösen anti-bakteriellen Therapie. Die Kröten sterben aus, der Sumpf bleibt unverändert und kann bald wieder Kröten aufnehmen. Im Gegensatz dazu entspricht der naturheilkundigen Therapie die Abwässerung und Trockenlegung des Sumpfes. Die Kröten wandern aus oder sterben ab. Die Wiese erblüht neu, Kröten jedoch siedeln sich nicht mehr an.

Der zweite Grundsatz der naturgemäßen Behandlung fordert daher Entgiftung und Entschlackung des Organismus zur Wiederherstellung eines gesunden Milieus mit großer Abwehrkraft.

Der 3. Grundsatz:

Stoffwechselentlastung anstelle -belastung

> *Unsere übliche Ernährungsweise:*
> *wir essen zu hastig;*
> *wir essen zu oft;*
> *wir essen zu viel auf einmal;*
> *macht schon den Gesunden krank.*
> *Wie sollte der Kranke davon gesund werden?*
>
> F. X. MAYR [1875–1965]

Die häufigste unnötige Stoffwechselbelastung eines Erkrankten erfolgt schon bei Erkrankungsbeginn. In diesem Zeitraum läßt der Appetit schon nach, muß aber noch nicht ganz geschwunden sein. Viele Menschen nehmen daher weiterhin noch ihre gewohnten Mahlzeiten ein. Nicht wenige Erwachsene bemühen sich sogar, noch „besonders gut" zu essen, in der falschen Meinung, sich damit zu stärken und so eine beginnende Erkrankung besser überwinden zu können. Noch öfter werden frisch erkrankte und bereits appetitlos gewordene Kinder gezwungen, ihr sonst übliches Quantum bis auf den letzten Löffel hinunterzuwürgen. Durch jedes eingenommene

Essen zu Beginn oder während einer Erkrankung werden aber die Stoffwechselorgane erheblich belastet. Und gerade die Stoffwechselorgane sind es, wie Magen-Darm, Leber, Nieren, die gemeinsam mit der Haut entscheidend den Abwehrkampf bestreiten; sie sorgen für Entgiftung und Ausscheidung der Krankheitsstoffe und sind dadurch bei einem Infekt so überfordert, daß sie jede Nahrungszufuhr, auch die geringste, an der Krankheitsbekämpfung hindert. Als Folge wird das Essen ungenügend verdaut, bleibt zu lange im Magen-Darm liegen, zersetzt sich, bildet Gifte; anderenteils kommt die Krankheitsbekämpfung zu kurz, die Erreger vermehren sich unbehindert, verrichten ihr Zerstörungswerk, die Infektion wird schwerer und dauert länger.

Das Warnsymptom der plötzlichen Appetitlosigkeit ist somit als gebieterisches „ H a l t ! “ des inneren Arztes gegen jede weitere Nahrungszufuhr aufzufassen. Die einzige richtige Antwort darauf heißt F a s t e n (Seite 20).

Eine weitere Stoffwechselbelastung kommt durch Zufuhr einiger ganz bestimmter – selbstverständlich aber nicht etwa aller – Medikamente zustande. Oft sind solche Präparate bekanntermaßen schwer verträglich, da sie Magen, Leber, Nieren oder andere Organe belasten. Manche Mittel, die unter anderem Fieber herabdrücken oder Schmerzen betäuben, können über das vegetative Nervensystem die entgiftenden Ausscheidungsfunktionen hemmen und dadurch den Stoffwechsel beeinträchtigen. So äußert sich ein bekannter Praktiker über die Anwendung solcher Präparate, in diesem Fall in der Zäpfchenform[1]): „Solche Zäpfchen sind bei mir streng verpönt, da man den Darm offen halten muß und nicht mit Zäpfchen verschließen und in der Peristaltik lähmen darf. Allenfalls könnte man Pyroplant oder Viburcolzäpfchen geben. Aber die Leute meinen dann gleich, daß das so ähnlich wie bestimmte andere ‚Fieberzäpfchen‘ sei, und unversehens hat so ein armer Wurm doch von einer mitleidigen Tante, die noch ein altes ‚Fieberzäpfchen‘ liegen hatte, dieses hereingestopft bekommen, ehe ich gerufen bin, und dann ist die Krankheit dadurch bereits zu einem

[1]) DEICHMANN, H.: „Erfahrungsheilkunde heute“. Erfahrungsheilkunde 15 [1966]. 10. Ulm/Donau. Karl F. Haug Verlag.

schweren aufsteigenden Prozeß geworden, an dem man lange seine Mühe haben kann."

Stoffwechselbelastend können sich auch moderne Bakterienbekämpfungsmittel auswirken. Sie greifen Millionen Krankheitserreger plötzlich an und erzeugen eine sintflutartige Überschwemmung der Körpersäfte mit toten, halbtoten und noch lebendigen Mikroben. Diese kämpfenden, fallenden, sterbenden Krankheitserreger, ihre Leichenteile und Zersetzungsprodukte verursachen einen hohen Giftspiegel im Blute, wodurch die Entgiftungs- und Ausscheidungsorgane einen lawinenartig anschwellenden Ansturm von Mikroben, Arzneistoffen und Giften zu bewältigen bekommen. Gelingt es ihnen nicht, diesen Arbeitsanfall rasch zu erledigen, dann steigt die ohnehin schon extreme Stoffwechselbelastung zunächst noch an, was nicht immer spurlos am Kranken vorübergehen kann. Auch wenn die akuten Symptome bald darauf abgeklungen sind, kann man in solchen Fällen nicht selten eine durch Wochen oder Monate andauernde mühevolle Rückgewinnung einer einigermaßen befriedigenden Gesundheitskraft beobachten.

Ohne Zweifel ist der Einsatz solcher besonders eingreifender und mitunter auch lebensrettender Präparate keineswegs immer zu umgehen. Aber vom Standpunkt der natürlichen Heilweise sollte ihre Anwendung immer mit naturgemäßen Entgiftungs- und Ableitungsmethoden kombiniert werden, weil dadurch:

1. raschere und gründlichere Ausscheidung der Gift- und Medikamentenstoffe erfolgt;

2. Komplikationen viel eher vermieden werden;

3. kleinere Dosen oder kürzere Anwendungszeiten ausreichen; und

4. langwierigem Halb-Kranksein nach Niederzwingung des Prozesses sicherer vorgebeugt wird.

Es erhält somit jeder Kranke, der solche Medikamente einzunehmen hat, eine zusätzliche Hilfe, wenn er gleichzeitig Ableitungsverfahren durchführt (siehe später).

Der dritte Grundsatz der naturgemäßen Behandlung fordert daher Ausschaltung jeder nicht unbedingt erforderlichen Stoffwechselbelastung des Kranken. Dies geschieht durch Fasten, durch Meiden belastender Me-

dikamente oder, wenn letzteres nicht möglich ist, durch gleichzeitige Anwendung natürlicher Entgiftungsmaßnahmen.

Wie die Natur heilt

Bei jeder ansteckenden Krankheit mobilisiert der „innere Arzt"
die Verteidigungsvorrichtungen des Körpers. Er setzt die Abwehr-
zellen des Blutes, der Lymphe und des Bindegewebes ein, aktiviert
die nervlichen und drüsigen Abwehrsysteme und bringt die Ent-
giftungsorgane in Höchsteinsatz. Alles im Körper drängt danach,
die Krankheitserreger zu bekämpfen, sie unschädlich zu machen
und über alle möglichen Schleusen auszuscheiden. Die Ausscheidung
der Krankheitsstoffe ist dem „inneren Arzt" aber auch ein will-
kommener Anlaß für den Versuch, den Organismus zusätzlich von
alten Schlackenstoffen zu befreien. Mit Recht betonten daher die
großen Naturheiler, daß die Krankheit einen Versuch der Natur
darstelle, a l l e schädlichen Stoffe aus dem Körper hinauszuwerfen.

Die Erkrankung ist somit nicht nur ein Abwehrkampf gegen
Mikroben; sie ist gleichzeitig eine Bemühung des Körpers, sich im
Inneren grundsätzlich zu reinigen und im gesamten Organismus
Ordnung zu schaffen. Wird diese Bemühung im Sinne des „inne-
ren Arztes" therapeutisch unterstützt, dann wandelt sich die Not
der Erkrankung bald in die Tugend der Entschlackung um: Der
Patient verliert nicht nur sein Leiden, sondern gewinnt auch einen
besseren Gesundheitszustand, als er ihn vorher hatte. Wird die
Erkrankung hingegen nur medikamentös niedergezwungen, kann
diese Reinigung zum Nachteil des Betroffenen nicht stattfinden.

Die Ausstoßung der Krankheitsstoffe aus dem Körper vollzieht
der „innere Arzt" über die Ausscheidungswege. Für diesen Zweck
veranlaßt er zum Beispiel: Schnupfen, Niesen, Husten, Spucken,
Auswürfe, Tränenflüsse, Schweißausbrüche, Erbrechen, Durchfälle,
Harnflut, Ausflüsse und Schleimausscheidungen im Bereiche aller
Schleimhäute, Exsudate usw. Kommen diese Reinigungsmaßnah-
men nicht in vollen Schwung oder reichen sie zur Krankheitsbesei-
tigung nicht aus, dann hilft sich die Natur noch durch das Fieber.

Es bezweckt das Verbrennen und Vernichten von krankheitserzeugenden Mikroben und Fremdstoffen, was auch schon PARACELSUS meinte, wenn er kurzerhand erklärte:

„Alle Fieber entstehen durch Schlacken."

Auch Ausschläge, wie die von Feuchtblattern, Masern, Scharlach usw. sind sinnvolle Ausscheidungsvorgänge; durch sie gelangen Giftstoffe aus dem Körperinneren an die Peripherie, an die Haut, von wo sie dann nach außen abgestoßen werden.

Entgiftung des Körpers und somit Heilung wird um so rascher erzielt, je besser es gelingt, die Kampfmaßnahmen der Natur sinnvoll zu unterstützen und in vollen Fluß zu bringen. Sind jedoch schon überstarke Reaktionen der Natur gegen die Krankheitsgifte aufgetreten, wie mehrfaches Erbrechen, allzu häufige Durchfälle, quälendes Husten, hohes Fieber usw., dann müssen die Krankheitsstoffe energisch über andere Wege umgeleitet, abgeleitet und ausgeschwemmt werden, so daß sich die starken Reaktionen erübrigen und bald Heilung eintreten kann (siehe später!).

Bewährte natürliche Heilverfahren [1]

Naturheilmethoden machen es dem Patienten
nicht so bequem wie die Methoden der Schulmedizin.
Sie verlangen Disziplin und Abkehr von
schädlichen Gewohnheiten. Dafür belohnen sie den
Kranken nach kurzer Zeit für seine Mühe
und geben ihm die Genugtuung, all seine Spötter und
Propheten zu überleben.

Alexander ROSENDORFF [1871–1963]

Besonders bewährte natürliche Heilverfahren zur Behandlung der Erkältungsfolgen, Grippe und sonstiger akuter Infekte sind:

1. Das Heilfasten
2. Die Einlaufserie

---

[1] Die Darstellung dieser Kapitel ist den entsprechenden Teilen des Grundlagenbuches des Verfassers: Blut- und Säftereinigung, MILDE ABLEITUNGSKUR, angepaßt. In der vorliegenden Broschüre wird jedoch vermehrt auf praktische Belange, Auswahl und Durchführung der Heilmaßnahmen bei akuten Infekten eingegangen. Beide Schriften ergänzen einander.

3. Die salinische Darmberieselung nach F. X. MAYR
4. Das ansteigende Bürstenhalbbad
5. Die Schwitzpackung
6. Die Serienwaschung nach KNEIPP
7. Das Auslaugebad
8. Das Rumpfreibebad nach KUHNE
9. Die kalten Wickel
10. Die Inhalationen
11. Weitere Naturheilverfahren
12. Bewährte biologische Arzneien.

Im Erkrankungsfall sollen diese Methoden nicht etwa alle angewendet werden, sondern es erfolgt vom Arzt eine Auswahl der Maßnahmen, die zur Bekämpfung der vorliegenden Erkrankungsart besonders geeignet sind. Fast immer ist jedoch Fasten (Maßnahme 1), weiters Ableitung über den Darm (2, 3), und zumindest eine Ableitungsform über die Haut erforderlich. Näheres geht aus dem „Grundsätzlichen Behandlungsschema" (Seite 67) und dem Kapitel „Allgemeine Behandlungsrichtlinien" (Seite 64) hervor.

1. Das Heilfasten

> *Füttert man einen Kranken,*
> *so füttert man nur seine Krankheit.*
> HIPPOKRATES [460–377 v. Ch.]

Die erste und wichtigste Maßnahme bei allen Erkältungsfolgen, Grippalinfekten und überhaupt bei allen akut fieberhaften Erkrankungen ist das Heilfasten. Wie bereits betont, kann mit dem Fasten kaum früh genug begonnen werden. Schon im Krankheits v o r - stadium, das noch keine Dramatik akuter Symptome aufweist, sondern etwa nur herabgesetzten Appetit, schlechteren Allgemeinzustand, vermehrte Müdigkeit, stark belegte Zunge usw., wird am besten n i c h t s mehr gegessen. Auch bei Kindern, bei denen der Verdacht besteht, daß sie eben eine Krankheit „ausbrüten" könnten, weil sie besonders übellaunig, rauzig, weinerlich sind und kein Interesse am Essen zeigen, ist immer sofortiges Fasten angezeigt. Dies gilt auch, wenn noch kein Fieber und keine deutlichen Krankheitssymptome vorhanden sind. Kürzeres Fasten schadet auf keinen Fall, auch nicht bei untergewichtigen und appetitschwachen Kindern! Im Gegenteil, alle Kinder, auch der heikle „Suppenkaspar", bekommen durch das Fasten wieder kräftigen Appetit und entwickeln sich danach besser! Sofortiges Fasten, verbunden mit energischer Ableitung über den Darm (Maßnahme 2 und 3) beseitigt den beginnenden Krankheitsprozeß oft schon in 24 Stunden! Gleichgültig, ob es sich um einen beginnenden Infekt, um eine Magenverstimmung, Verdauungsstörung oder Beschwerden durch die Zahnung gehandelt hat, i m m e r holt der Organismus in Kürze und mit spielerischer Leichtigkeit das „Versäumte" an Nahrungszufuhr wieder nach. Gerade die besonders besorgten Eltern sollten sich ein für alle Mal einprägen:

1. Fasten durch einige Tage schadet nicht nur sicher nicht, sondern bringt als natürliches Heilmittel allerersten Ranges immer Gewinn für die weitere gesundheitliche Entwicklung.

2. Es ist besser öfter etwas zu fasten und frühzeitig, also rechtzeitig, noch ohne kritischen Anlaß, damit einzusetzen, als zu selten oder zu spät.

Das Heilfasten beginnt als

a) Teefasten

Wenn vom Arzt nicht anders verordnet, wird im Krankheits-v o r stadium solange n i c h t s gegessen, bis alle abnormen Symptome wieder verschwunden sind. Im Krankheitsstadium soll bis zum Abklingen der Krankheitssymptome, zum Beispiel bis zur Abfieberung, bis zur Beseitigung der Kopfschmerzen, der Übelkeit, des Brechreizes usw., v ö l l i g gefastet werden. H i n g e g e n i s t o f t u n d r e i c h l i c h s t z u t r i n k e n ! Der Fröstelnde (Schüttelfrost) erhält möglichst heiße, der Fieberheiße jedoch kühle, aber nicht eiskalte Flüssigkeit. Am besten eignen sich Kräutertees, wie L i n d e n b l ü t e n - und F l i e d e r t e e, die, heiß genommen, schweißtreibend wirken; der Vitamin C hältige H a g e - b u t t e n t e e, der kalt zugestellt werden soll, fördert auch die Ausscheidungsfunktion der Nieren. Der K a m i l l e n t e e wieder beruhigt und entkrampft, was besonders bei akuten Erkrankungen im Magen-Darmbereich günstig wirkt. Auf eine Tasse Kräutertee kommen 1–2 Kaffeelöffel Honig und die gleiche Menge Zitronen-, Orangen- oder Sanddornsaft. Die vorsorgliche Hausfrau sollte solche Kräuterteesorten vorrätig halten. Auch andere Kräutertees (siehe Seite 59) oder Limonaden können verwendet werden.

Das häufige Trinken von Tee erzeugt einen beständigen Flüssigkeitsstrom vom Bauchraum zu den verschiedenen Ausscheidungsorganen; vom Zentrum zur Peripherie, von wo die Flüssigkeit gemeinsam mit Krankheitsstoffen ausgeschieden wird. Das Teefasten ist zu beenden, wenn die akuten Krankheitszeichen verschwunden sind und Verlangen nach Nahrungsaufnahme, also ein echter, gesunder Hunger nach einfacher, möglichst natürlich belassener Kost aufgetreten ist. Diesem Bedürfnis ist vorsichtig nachzugeben im

b) Teilfasten

Hierbei erhält der Kranke 1–2 (–3) mal im Tag eine kleine Menge von einer leicht bekömmlichen Kost zu essen. Der Patient muß jetzt besonders langsam essen, gründlich kauen und jeden Bissen gut einspeicheln. Nach ausreichendem Teefasten soll man den Patienten fragen, wonach er am meisten Verlangen habe. Damit läßt man den inneren Arzt mitbestimmen. Grundsätzlich ist der leichter bekömmlichen und einfachsten Kost der Vorrang zu geben; zum Beispiel Schleimsuppen (Hafer, Gerste, Weizen, Reis, Maizena usw.), Karlsbader Zwieback, Quark oder Gervais, etwas geschabter Apfel oder geriebene Karotte, etwas Kompott, später Kartoffel, zartes gedünstetes Gemüse usw. Süße Speisen oder gar Fleisch sind besonders während des Fiebers unbedingt zu meiden.

Da man sich auch mit leichtester Krankenkost überessen kann, darf der Teilfastende nur so wenig und so selten zu essen bekommen, daß er ständig bei bestem Appetit bleibt. Er muß sozusagen seinen Hunger pflegen, denn nur solange er Hunger hat und dabei nichts oder nur sehr wenig ißt, kann der Verdauungsapparat mit voller Kraft die restliche Krankheitsbekämpfung abwickeln. Dies bedeutet:

Der fastende Kranke hungert seine Krankheit aus!

Das Auftreten eines stärkeren Hungergefühls ist daher immer als gutes Zeichen für baldige Heilung zu werten, weshalb auch der „heilende Hunger" möglichst lange gepflegt und aufrechterhalten werden soll. Das Teilfasten darf nicht eher beendet werden, bevor sich die belegte Zunge des Erkrankten nicht deutlich gereinigt hat.

Zusammenfassung:

Fasten bringt Entgiftung, Entschlackung und Entwässerung des Körpers, Entlastung des Stoffwechsels, Erleichterung der Verbrennung sowie Aktivierung der Selbstheilkräfte. Es verkürzt die Krankheitsdauer, beschleunigt die Heilung und steigert die Wirkung der übrigen Heilmaßnahmen. Wenn vom Arzt nicht anders verordnet, setzt man im Krankheitsvorstadium oder bei schon ausgebrochener Erkrankung sofort mit Teefasten (in Sonderfällen mit Teilfasten) ein. Es wird keine (oder nur äußerst bescheiden) Nahrung zugeführt, wobei oft und reichlichst Kräutertee zu trinken ist. Wenn die Krankheit bezwungen ist und andauernd kräftiger Hunger vorherrscht, wird das Fasten allmählich beendet.

2. Die Einlaufserie

Das Fasten mit dem Abführen von oben und dem täglichen Darmeinlauf ist das klassische Mittel, den akut fieberhaften Krankheiten zu begegnen.

Alfred BRAUCHLE [1898—1964]

Auch für diese Maßnahme gilt das gleiche Gebot wie für das Fasten:

Schon bei den allerersten Anzeichen einer beginnenden Erkrankung, ja sogar schon beim bloßen Verdacht auf baldigen Krankheitsausbruch ist mit der Einlaufserie zu beginnen. Wenn die Mütter wüßten, wie sehr Einläufe unschädlich sind, wie schnell sie durchzuführen sind, wie sie Komplikationen verhindern und die Erkrankung harmlos machen, weiters wie rasch und heilsam sie wirken, dann könnten sie allein schon damit ihren Kindern und sich selbst vieles Kranksein, viele Sorgen, Ängste und Nöte und letzlich viele Zeit ersparen. Als Professor BRAUCHLE sein vieltausendfaches Erfahrungsgut von ausschließlich naturheilkundig behandelten Patienten überblickte, äußerte er sich besonders dankbar über die Heilwirkung der Einläufe: „Noch bevor man weiß, welche der möglichen Infektionskrankheiten sich herausstellen wird, muß durch Einlauf der Darm entleert werden. Durch frühzeitige und häufig wiederholte Einläufe kann man

den Charakter einer sich entwickelnden Infektionskrankheit von Grund auf ändern"[1].
Diese Maßnahme führe mit dem Fasten dazu, daß bei naturheilkundiger Behandlung die gefährlichen Verlaufsformen und Komplikationen vieler Infektionskrankheiten nicht auftreten. „Die Spülkanne ist wirklich im Beginn und im Verlauf der Infektionskrankheiten ein Machtmittel erster Ordnung"[1].

Selbstverständliche Voraussetzung ist, daß man sich selbst oder
seinen Pfleglingen einen Einlauf richtig verabreichen kann, das
heißt, ohne daß die letzteren mit eingezogenem Hinterteil flucht-
artig das Weite suchen! Mit etwas Geschicklichkeit und Einfühlungsvermögen ist die ganze Prozedur in wenigen Minuten erledigt, ohne
Überschwemmung und selbst bei schwierigen Kindern ohne Geheule.
Wiederholungen fallen noch leichter, weil sich die erste Furcht
gelegt hat und die Kinder selbst die wohltuende Auswirkung verspürt haben.

F l ü s s i g k e i t : Zumeist wird reines Wasser verwendet, bei
Baucherkrankungen evtl. auch Kamillentee.

T e m p e r a t u r : Sie richtet sich nach dem Zustand des Kranken. Bei Frieren, Schüttelfrost oder Kälteschauer ist das Wasser so
warm-heiß als noch verträglich anzuwenden. Bald darauf den
zweiten und dritten warm-heißen Einlauf folgen lassen! Bei
Hitzegefühl des Patienten, heißem Kopf, sind wiederholte küh-
lere Einläufe von etwa 36° C vorzunehmen. Bleibt das Einlauf-
wasser im Darminneren, dann ist Wiederholungseinlauf nötig,
wobei man die Spülung unverändert oder gleich mit einer völlig
harmlosen, aber wirkungsvollen Salzlösung (50 g Kochsalz in
1 Liter Wasser aufgelöst) durchführt. Im allgemeinen wirken bei
verkrampftem Darm heiße Einläufe besonders gut.

M e n g e : Die Flüssigkeitsmenge beträgt bei Kindern je nach
Alter 1/8 bis 1/4 bis 1/2 Liter, bei Erwachsenen 1/2 bis 3/4 bis 1 Liter.

T e c h n i k : Bei Kleinstkindern kann die Prozedur mit
B a l l o n s p r i t z e in liegender, gebeugter oder hockender
Stellung durchgeführt werden. Wenn man noch nicht den viel

---

[1] BRAUCHLE, A.: Naturheilkunde des praktischen Arztes. Stuttgart 1953.
Hippokrates-Verlag.

praktischeren Einlaufpumpschlauch (Klyso[1]) besitzt, kann man die Ballonspritze auch bei größeren Kindern verwenden, wenn man den Ballon mehrmals nacheinander entleert. Stift und Aftergegend sind einzufetten.

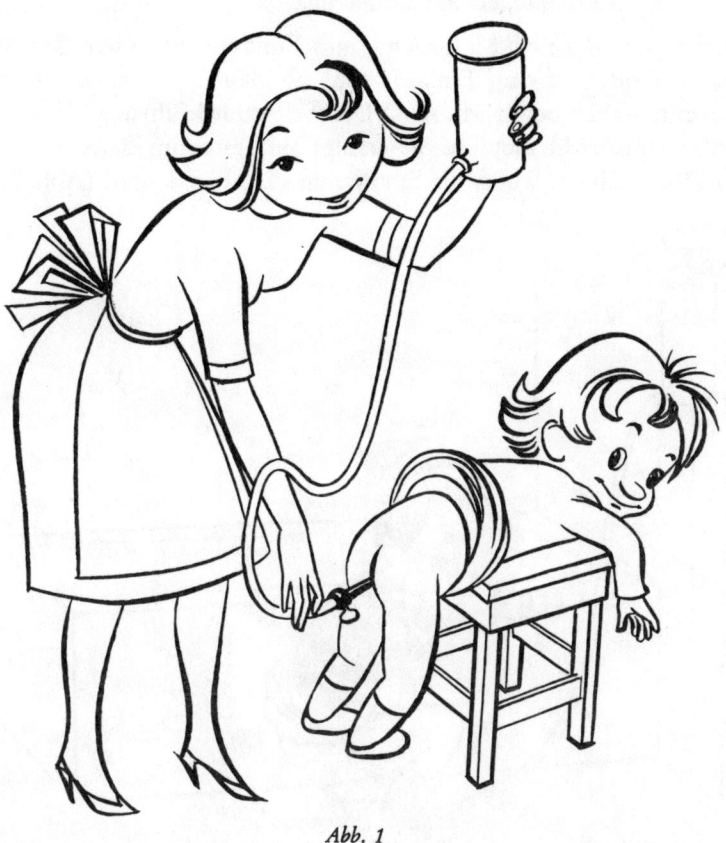

Abb. 1

Besitzt man nur das altmodische E i n l a u f g e r ä t, dann wird nach Füllung der Kanne alle Luft aus dem Schlauch durch Durchfließenlassen beseitigt und der Sperrhahn geschlossen. Beim Liegen in linker Seitenlage oder noch einfacher in Beugung (Abb. 1) oder in Hockstellung preßt der Patient ein wenig wie zur Stuhlentleerung. Dabei wird sanft der eingefettete Stift ein-

---

[1]) siehe nächste Seite!

geführt, der Sperrhahn geöffnet und die Kanne hochgehalten oder hochgehängt. Je höher sich die Kanne über dem Patienten befindet, desto größer ist der Wasserdruck. Beim Einfließenlassen soll ruhig und tief geatmet werden. Ohne langes Zuwarten, nach Füllung des Darmes, erfolgt Entleerung.

S e l b s t d u r c h f ü h r u n g mit Einlaufgerät: Viele Kranke scheuen sich vor dem Einlauf, weil sie glauben, es müsse ihnen jemand dabei behilflich sein. Die Selbstdurchführung ist aber jedermann leicht möglich. Sie erfolgt am besten im Badezimmer, in Hockstellung, wobei die Spülkanne aufgehängt wird (Abb. 2):

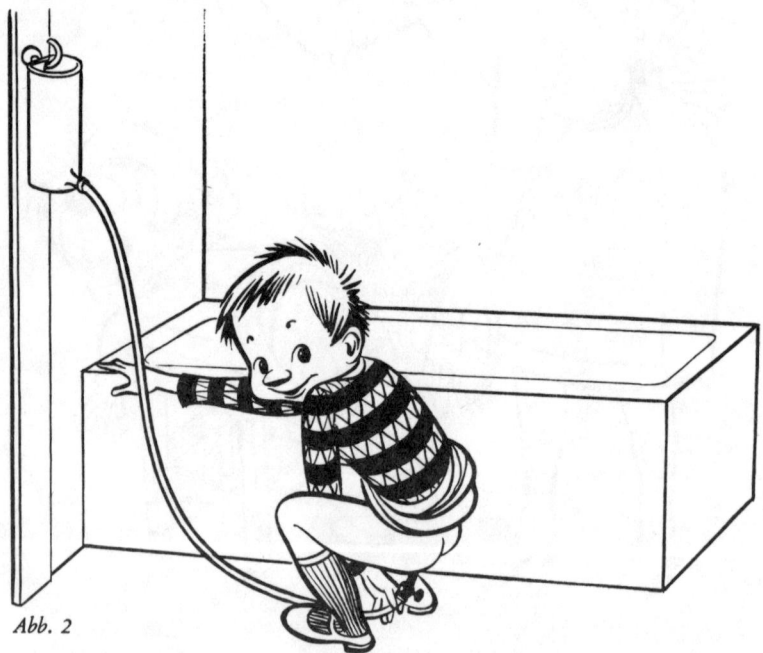

Abb. 2

E i n l a u f m i t K l y s o [1]) : Angenehmer und schneller erfolgt die Darmspülung mit einem Einlaufpumpschlauch wie dem Klyso (oder Klysopomp). Es ist ein kleiner Druckball mit beiderseitigen Schläuchen, die mit einem Ventil versehen sind, so daß beim Drücken ein einseitiger Durchlauf des Wassers durch einen kleinen Klistierstift gewährleistet ist. Vor Gebrauch wird

---

[1]) Continental-Gummiwerke AG, Hannover, Herrenstr. 10.

das aufnehmende Schlauchende in ein mit warm-heißem Wasser
gefülltes Waschbecken (oder Gefäß) eingetaucht und der Druckball so lange gedrückt bis er sich mit Wasser gefüllt hat. Bei der
mühelosen

S e l b s t d u r c h f ü h r u n g führt man im Stehen das andere Schlauchende mit Klistierstift in den After und pumpt kon-
tinuierlich das Wasser in den Darm. Erst bei Auftreten eines
starken Entleerungsdranges beendet man das Pumpen und entleert den Darm. Diese Prozedur dauert wenige Minuten. Der
Ventilballon eignet sich durch seine Handlichkeit auch zum Mit-
nehmen auf Reisen als verläßlicher „Retter in der Not". Der
Klysopomp ist in der Bundesrepublik in guten Sanitätsgeschäften
erhältlich, seine Anschaffung ist das wohl billigste, einfachste und
wahrscheinlich wirksamste Medizinalgerät und ist überaus emp-
fehlenswert.

A n z a h l d e r E i n l ä u f e : Diese ist nicht allgemeingültig
festzulegen. Je ernster die Erkrankung, je höher das Fieber, desto
mehr Einläufe sind nötig. Für die erstrebte Schnellheilung sind am
1. Tag jedoch mindestens 4 (bis 5 bis 6) Einläufe erforderlich. Im
Falle einer noch weiterhin anhaltenden Erkrankung gilt dasselbe
auch für den 2. und 3. Tag, in seltenen Fällen auch noch länger.
Bei abklingendem Prozeß sind meist noch 2 tägliche Einläufe bis
zur endgültigen Ausheilung zweckmäßig.

S i n n d e r E i n l a u f s e r i e : Wie im Kriegszustand eines
Landes die Staatsfeinde, Saboteure und sonstigen schädlichen Ele-
mente in die Gefängnisse hinter Schloß und Riegel abgeschoben
werden, so schiebt der erkrankte Körper ununterbrochen Giftstoffe,
Eiweißzerfallsprodukte, Mikroben und schädliche Schlackenstoffe
in sein „Gefängnis", in das Darmrohr ab. Von dort sollen die
Krankheitsstoffe mit der nächsten Darmentleerung aus dem Leib
entfernt werden. Da der Körper im Krankheitszustand ununterbrochen Fremdstoffe bekämpft und ständig in den Darmkanal
abschiebt, befinden sich in diesem schon 1–2 Stunden nach einer
Darmentleerung wieder reichlich Krankheitsstoffe. Werden diese
aber nicht schon bald aus dem Körper entleert, dann können sie
teilweise wieder „ausbrechen", das heißt wieder in die Blutbahn
gelangen und durch Rückvergiftung den Krankheitsprozeß ver-

schlimmern. Je öfter und gründlicher daher gerade in den ersten
Tagen Darmentleerungen zustande kommen, desto rascher werden
die Gifte ausgeleitet und desto schneller findet die Krankheit ihr
Ende. Führt man aber am ersten Krankheitstag weniger als 4 Einläufe durch, dann erfolgt die Giftausleitung zu selten! Die Therapie
wird verzettelt, so daß nicht mit der sonst so häufigen Schnellheilung zu rechnen ist!

Man lasse sich nicht beirren, wenn schon vor dem Einlauf Stuhl
entleert wurde oder wenn die Wiederholung des Einlaufes fast
nur mehr klares Wasser zutage bringt! Fast immer beinhaltet auch
dieses klare Wasser reichlich Krankheits- und Ballaststoffe aufgelöst, wodurch es äußerst giftig ist. Dies beweist auch der häufig
penetrante Geruch der Entleerungen sowie die Befreiung, die der
Patient nach jedem Einlauf verspürt. Kühle Einläufe senken das
Fieber, lindern oder beseitigen Augendruck, Kopf- und Magen-
schmerzen, Übelkeit und Brechreiz und bewirken, daß sich der
Kranke bald wohler fühlt. Diese Verbesserung hält aber zunächst
nur eine bis einige Stunden an, worauf sich die ursprünglichen
Symptome wieder melden und das Fieber steigt. Es ist daher höchste
Zeit, den nächsten Einlauf vorzunehmen, doch ist es besser, dies
schon früher zu tun. Auf diese Weise behandelt, entfiebert der
Patient oft schon nach Stunden, meist spätestens nach 1–2–3 Tagen
endgültig, besonders wenn noch andere Giftableitungen mitwirken.
So ließ Professor BRAUCHLE bei schwierigen Fällen jede Stunde in
regelmäßigem Wechsel einen kühlen Einlauf oder eine kalte Ganz-
waschung (siehe Serienwaschung nach KNEIPP, Seite 37) durch-
führen. Damit erzielte er so überzeugende Erfolge, daß er jeden
Arztkollegen nicht dringend genug bitten konnte, sich persönlich
von der Wirkung dieser Behandlung zu überzeugen: „Dieser Arzt
wird dann einen überwältigenden Begriff bekommen von den enor-
men Wirkungen, die von dem ‚einfachen‘ Wasser ausgehen. Nichts
ist so falsch als die Meinung, die modernen, hochwirksamen Arznei-
mittel seien an Kraft der Einflußnahme dem bloßen Wasser überlegen. Auf das Leben wirkt immer das Leben am stärksten ein.
Frisches Brunnenwasser ist das Blut der lebendigen Natur und in
seiner Kraft von keinem anderen Mittel zu überbieten" [1]).

---

[1]) BRAUCHLE, A.: Naturheilkunde des praktischen Arztes, Band II. Stuttgart
1953. Hippokrates-Verlag.

R e a k t i o n : Manchmal entzündet sich die Aftergegend während der Einlaufserie. Es handelt sich aber um keine Folge der Manipulationen an sich, sondern um die Auswirkung eines abnorm hohen Giftgehaltes des abgehenden Stuhlwassers, welches die Schleimhaut reizt. In diesem Falle sind die Einläufe erst recht so lange fortzusetzen, bis die Entzündungserscheinungen verschwunden sind.

E r l a u b n i s   d e s   A r z t e s : Bei akuten Erscheinungen im Bauchraum, wie akuter Blinddarmentzündung, Darmgeschwüren, Bauchfellreizung, dürfen Einläufe nur nach Erlaubnis und Vorschrift des Arztes durchgeführt werden.

Zusammenfassung:

Fasten und Einläufe sind älteste Heilmittel der Menschheit mit großen und oftmals unglaublich schnellen Wirkungen. Auch bei akuten Erkältungs- und Infektionskrankheiten erzielen sie meist rasche Heilung oder wesentliche Verbesserung des Zustandes. Wenn vom Arzt nicht anders verordnet, setzt man zum frühest möglichen Zeitpunkt mit Einläufen ein. Im Vorstadium genügen oft 2–3 Spülungen, bei ausgebrochener Erkrankung sind am 1. Tag mindestens 4 Einläufe erforderlich, an den weiteren Tagen hängt die Zahl der Spülungen vom Krankheitsverlauf ab. Im Zweifelsfalle spült man besser zu oft als einmal zu selten.

3. Die salinische Darmberieselung nach F. X. Mayr

Isotonische Karlsbader- oder Bittersalzlösungen reizen den Darm nicht. Sie wirken auflösend und ausspülend auf die an den Darmwänden haftenden Krankheits- und Giftstoffe.

F. X. Mayr [1875–1965]

Da die Einläufe nur den Dickdarm säubern, nicht aber die oberen Verdauungswege, finden sie eine ideale Ergänzung durch die zu trinkenden salinischen Wässer. Diese berieseln von oben her, in natürlicher Richtung, den Magen-Darmtrakt und wirken säubernd und entgiftend auch auf Magen, Leber, Galle und Dünndarm. Die Einlaufserie wäre eine unvollkommene Maßnahme, würde man sie nicht mit der salinischen Darmberieselung kombinieren. Man nimmt nach Dr. F. X. MAYR ein- (bis zwei-) mal täglich, auch bei Durchfällen, auf ¼ Liter lauwarmes Wasser (oder Kräutertee) einen gestrichenen Teelöffel B i t t e r - oder K a r l s b a d e r -s a l z , das nüchtern mindestens eine halbe Stunde vor einem etwaigen Frühstück oder Mittagessen getrunken wird. Bei Beginn der Behandlung wird es aber am besten sofort, unabhängig von der Zeit eingenommen, da anschließend nichts mehr gegessen werden sollte. Zur Geschmacksaufbesserung kann man Zitronensaft bei-mengen. Für geschmacksempfindliche Personen, vor allem aber für Kinder, empfiehlt sich mehr das wohlschmeckende F. X. Pas-sagesalz[1]), ein salinisches Brausepulver, von dem ein gehäufter Teelöffel auf ¼ Liter Flüssigkeit einzunehmen ist. Es ist zweck-mäßig, eines dieser Salze daheim vorrätig zu halten.

Zusammenfassung:

Wenn vom Arzt nicht anders verordnet, trinkt man bei Behand-lungsbeginn sofort und an den übrigen Erkrankungstagen alltäglich morgens nüchtern eine salinische Lösung zur Verdauungsreinigung, Entgiftung und Ausschwemmung der Krankheitsstoffe.

4. Das ansteigende Bürsten-Halbbad

Dieses gehört zu den allerersten Maßnahmen bei Erkrankungs-beginn und wird besonders von allen f r ö s t e l n d e n Kranken benötigt. Es bewährt sich auch noch im späteren Krankheitsverlauf. Da die Verträglichkeit aller natürlichen Maßnahmen, besonders der warmen Bäder und des Schwitzens, vom Füllungszustand des Darmes abhängt, muß auch der Fröstelnde zunächst ausgiebige Darmentleerung, und sei es durch zwei warm-heiße Einläufe direkt nacheinander, erzielt haben. Erst danach, allerdings sogleich, folgt das ansteigende Bürsten-Halbbad. Es behebt das Wärmedefizit des Körpers und schaltet das Entgiftungsorgan Haut hochtourig in den Abwehrkampf ein. Solche Einschaltung der Haut wird von jedem Kranken wiederholt benötigt. Bei diesem Bad ist sie durch „krebs-rote" Färbung, also durch gesteigerte Durchblutung der Haut zu erkennen.

---

[1]) F. X. Passagesalz. Mayberg-Pharmazeutik, Stuttgart-Bad Cannstatt.

Durchführung: Man läßt in die Badewanne warmes Wasser ein, das etwa der Fiebertemperatur, unter der Achsel gemessen, entspricht, und zwar so viel, daß es beim Sitzen bis Nabelhöhe reicht. Die Wassertemperatur wird mit dem Fieberthermometer eingestellt. Mit Bürste und Seife werden nun vom Badenden selbst (oder von einer Hilfsperson) alle unter Wasser befindlichen Körperteile, von den Zehen und Sohlen bis zur Kreuzbeingegend, intensiv gebürstet. Bei schlechtem Venenzustand sollen die Beine nur in Richtung zum Herzen hin zart gebürstet werden, ansonsten arbeitet man die Haut ständig nach beiden Richtungen hin durch, auch wenn schon die erwünschte Rötung erzielt wurde. Nach zwei bis drei Minuten läßt man durch 10 bis 15 Minuten l a n g s a m (!) heißes Wasser zu- und zeitweilig etwas Wasser abfließen, so daß der Wasserspiegel gleichbleibt. Die Temperatur wird allmählich so weit erhöht, als es der Kranke gut verträgt und sie n o c h als wohltuend empfindet (meist um 3–4°). Dabei bürstet man die Körperteile unterhalb des Nabels weiterhin, steht dann langsam auf und arbeitet den übrigen Körper gründlich feuchtwarm mit eingeseifter Bürste durch. Schnelles Aufstehen ist wegen Schwindelgefahr zu vermeiden. Sollte Schweiß ausbrechen, dann ist das Bad vorzeitig abzuschließen.

Abschluß des Bades: Dieser erfolgt unterschiedlich und hängt vom Zustand des Kranken ab. In vielen Fällen wird man gerne eine S c h w i t z p a c k u n g anschließen; bei sehr geschwächten, erschöpften, kreislauflabilen oder schwitzunfähigen Kranken darf man jedoch nur n a c h d u n s t e n lassen[1]).

a) Zum S c h w i t z e n trocknet sich der Patient ab oder wird abgetrocknet und legt sich sofort in eine bereits vorbereitete Schwitzpackung (siehe Seite 33); oder

b) zum N a c h d u n s t e n läßt man reichlich kaltes Wasser einfließen und wäscht einen Körperteil nach dem anderen mit einem Waschlappen kalt ab. Dabei tritt ein Gefühl der Erfrischung und Kräftigung ein. (Sehr empfindsame Kranke verwenden das Wasser

---

[1]) Unter „Dunsten" ist Erwärmung des Körpers mit leichter Feuchtigkeitsentwicklung (Dunstabgabe) ohne deutlichen Schweißausbruch zu verstehen. Beim „Schwitzen" sollen hingegen die „Schweißbrünnlein" des Körpers zum Fließen kommen.

nur kühl anstatt kalt.) Sodann streift man die ärgste Nässe der Haut mit flacher Hand ab, legt sich feucht in das Bett, deckt warm zu und dunstet angenehm nach.

Z w i s c h e n f ä l l e : Gelegentlich wird während des Bades die zunehmende Wärme schlecht vertragen; Atembeschwerden, Herzklopfen, Unruhe treten auf. Dies kommt dann vor, wenn die Temperatur zu schnell erhöht oder die Temperaturzuträglichkeitsgrenze des Kranken überschritten wurde. In diesem Falle läßt man energisch kaltes Wasser zufließen, bis die Temperatur des Badewassers um drei bis fünf Grad unter die Ausgangstemperatur gesunken ist. Der Patient taucht für einige Minuten bis zum Hals ein. Damit verschwinden die unangenehmen Erscheinungen, und der Kranke fühlt sich wieder wohl.

A n z a h l   d e r   B ä d e r : Das ansteigende Bürsten-Halbbad kann je nach Bedürfnis 1–2 mal täglich genommen werden. Oft empfiehlt sich regelmäßiger Wechsel mit dem Auslaugebad (Seite 38).

G r u n d s ä t z l i c h e s   z u   d e n   B ä d e r n : Da jede Badeart ihre eigene Wirkungsweise entfaltet, die sich von der anderer Bäder deutlich unterscheidet, kann man wohldosiert vorgehen und bald die für den jeweiligen Kranken und dessen Reaktionsweise günstigsten Anwendungen herausfinden. Mehrfacher Wechsel der Badearten steigert ihre Wirkung. Nichts ist verkehrter als die verbreitete Ansicht, daß Bad und Bad ohnehin das gleiche seien. Aus diesem Grunde werden Temperatur und andere Details der Bäder genau beschrieben, d a   a l l e i n   d i e   r i c h t i g e   D u r c h f ü h - r u n g   d i e   e i n g r e i f e n d e   h e i l s a m e   W i r k u n g   v e r - b ü r g t .   D e r   i n t e r e s s i e r t e   L e s e r   s o l l t e   s c h o n   i n   g e s u n d e n   T a g e n   f a l l w e i s e – a n s t e l l e   d e r   ü b - l i c h e n   W a n n e n b ä d e r – d i e   H a n d h a b u n g   u n d   W i r k u n g s w e i s e   d e r   b e s c h r i e b e n e n   H e i l b ä d e r   k e n n e n l e r n e n ,   s i e   a l s   v o r b e u g e n d e   G e s u n d - h e i t s p f l e g e   b e t r e i b e n   u n d   s c h ä t z e n   l e r n e n . Er wird sie dann im eigenen Erkrankungsfall oder dem seiner Angehörigen um so wirkungsvoller einsetzen können.

Zusammenfassung:

Wenn vom Arzt nicht anders verordnet, erhält jeder fröstelnde Kranke, nach Darmentleerung, sofort ein ansteigendes Bürstenhalbbad zur Behebung des Wärmedefizites und zur Entgiftung über die Haut. Auch den nicht fröstelnden Erkältungs- und Infektionskranken hilft dieses Bad so entscheidend, daß es 1–2 mal täglich genommen werden sollte, wenn nicht im betreffenden Falle andere Bäder noch zweckdienlicher erscheinen. An das Bad wird entweder Schwitzen oder Nachdunsten angeschlossen.

5. Die Schwitzpackung

Der Schweiß ist das Exkrement des Blutes.
PARACELSUS

Die Schwitzpackung erfolgt am besten im Anschluß an das Bürstenhalbbad und in jedem Fall nach Darm- und Blasenentleerung. Es ist zweckmäßig, wenn man schon vor dem Bade folgende Vorbereitung trifft (Abb. 3): Auf das Bett werden zwei

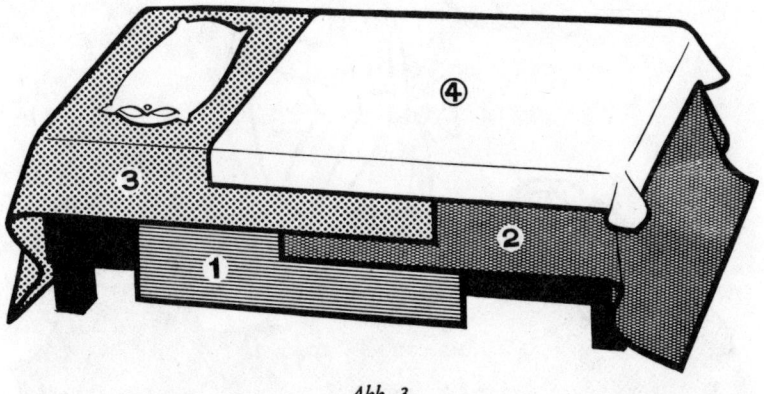

Abb. 3

Wolldecken (1 und 2) quer gelegt. Darauf breitet man längs ein trockenes Flanelltuch (3), und zwar so, daß es auch den Kopf des Patienten einhüllen kann. Darüber kommt ein trockenes Leinentuch (4), das luftdurchlässig und nicht appretiert ist. Es soll von den Achseln des Patienten bis über die Füße reichen und

hat die ausgedunsteten und ausgeschwitzten Krankheitsstoffe auf-
zusaugen.

S c h w i t z t e e : Der vom Bürstenhalbbad kommende abgetrocknete Kranke erhält 1–2 Tassen heißen Lindenblüten-, Flieder-
oder sonstigen Schwitztee (Seite 59) mit 1—2 Teelöffel Honig und
Zitronen- oder Orangensaft rasch zu trinken. Notfalls ist auch
heißes Wasser mit denselben Zutaten zu verwenden. Der heiße Tee
fördert Eintritt und Menge des Schweißes. Auch während des
Schwitzens kann mehrfach, je nach Erfordernis, getrunken werden,
damit die Schweißbäche besonders reichlich fließen.

S c h w i t z - o d e r T r o c k e n p a c k u n g : Der Kranke
legt sich auf das Leinentuch und wird mit diesem von den Füßen
bis zur Achselgegend eng eingehüllt (Abb. 4). Sodann werden die

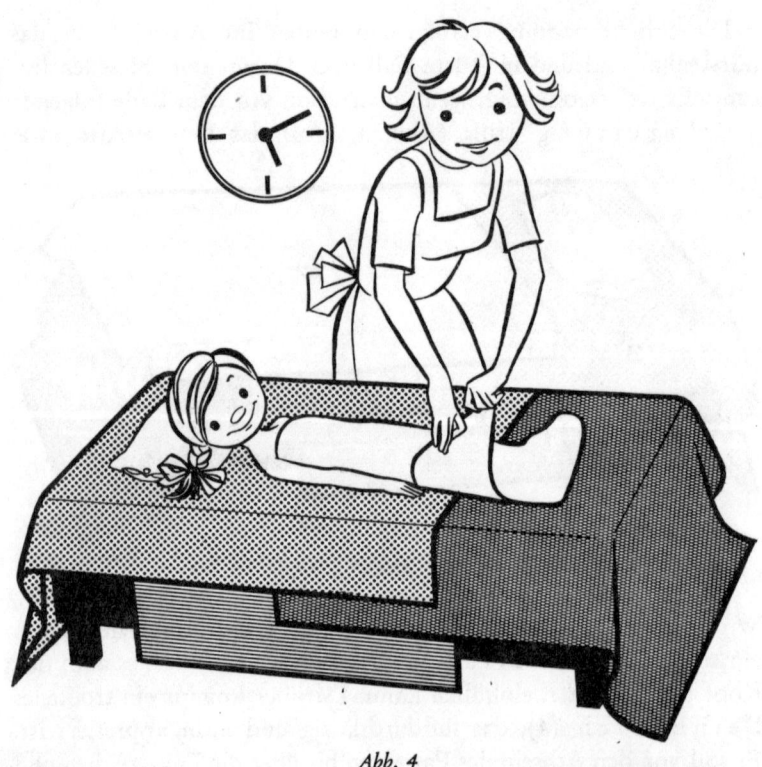

Abb. 4

Arme angelegt, der Kranke mit dem Flanelltuch bis über den Kopf und dann mit den Wolldecken eng umwickelt und bei Bedarf noch weiter bedeckt (Abb. 5). Zur Wirkungssteigerung können, allerdings schon vorher, heiße Wärmeflaschen auf den Bauch oder an die Füße und Seiten des Patienten angelegt werden, wozu sich auch Bierflaschen, gefüllt mit heißem Wasser, eignen.

Z i m m e r l ü f t u n g : Nach der Einpackung werden die Fenster geöffnet und bleiben offen. Nur im kältesten Winter beschränkt man sich auf gutes Durchlüften. Zugluft darf nicht entstehen. Der Schwitzende braucht für die inneren Verbrennungsvorgänge sauerstoffreiche Frischluft.

S c h w i t z d a u e r : Sie beträgt 1–2 Stunden. Nur wenn das Schwitzen angenehm und nicht belastend empfunden wird, ist es bis zwei Stunden auszudehnen. Schläft aber der Patient in der

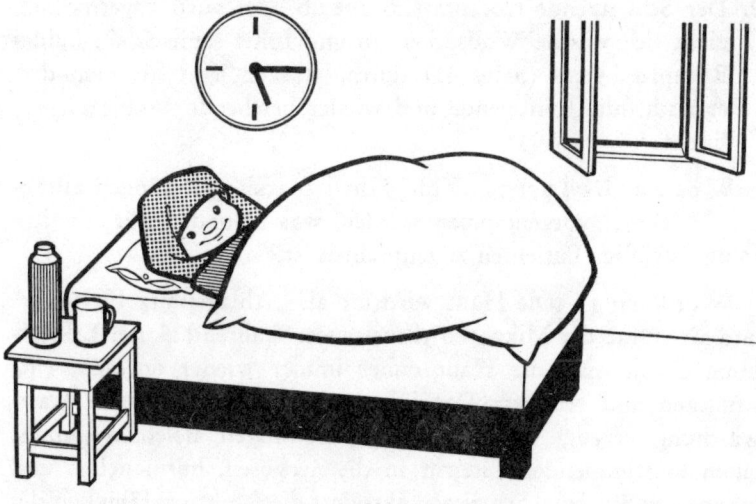

Abb. 5

Packung ein, dann soll er nicht geweckt werden, auch wenn die vorgesehene Zeit überschritten wurde.

A b s c h l u ß : Das Schwitzen wird beendet entweder:

1. durch rasches Abwaschen des ganzen Körpers mit Wasser von 20–25° C. Abgehärtete Personen können sich in einer mit frischem Leitungswasser gefüllten Wanne kurz zur Gänze eintauchen. (Schon PRIESSNITZ bewies, daß es völlig gefahrlos ist,

wenn der aus der Ruhe kommende schwitzende Körper ganz in
eiskaltes Wasser gerät. Die Verbindung der schwitzenden Haut
mit kaltem Wasser war eines der Geheimnisse der fast unglaub-
lichen Erfolge dieses Heilers. Schwitzen allein wäre zu wenig
gewesen, kaltes Wasser allein ebenso. Kaltes Baden des schwitzenden Menschen jedoch, gar mehrfach wiederholt, das mußte
nahezu die „Halbtoten" wieder zum Leben erwecken. Der Heilerfolg konnte kaum ausbleiben. Auch dem heutigen Sauna-
besucher ist die enorme Wirkung und Wohltat des Wechsels:
Schwitzen – eiskalt Baden bekannt.) Sodann wird die Nässe mit
flacher Hand abgestreift und ohne abzutrocknen ein trockenes
Nachtgewand angezogen; der Patient legt sich in das gewechselte
Bettzeug und dunstet angenehm nach.

Oder:

2. Der Schwitzende trocknet sich gut ab oder wird abgetrocknet,
   zieht sich warme Wollsocken an und führt sogleich ein kühles
   Rumpfreibebad (Seite 41) durch, was er jetzt als besonders
   erfrischende, kräftigende und wieder belebende Wohltat empfindet.

W i e d e r h o l u n g : Solche Schwitzpackungen können alltäglich 1(–2) mal vorgenommen werden, was besonders für schwitz-
fähige, kräftige Patienten zu empfehlen ist.

W i r k u n g : Die Haut wird oft als „Ablageplatz für Gifte"
und als „Grab der Mikroben" bezeichnet. Während akuter Erkrankungen soll man die Haut daher immer wieder anregen, entschlacken und reinigen. Das Schwitzen mit nachfolgender Kalt-
waschung erzeugt außerdem einen mächtigen Belebungsimpuls,
einen umstimmenden Eingriff in die nervösen, hormonellen und
humoralen Systeme; Schwitzen aktiviert die Reaktionsfähigkeit des
Körpers, steigert die Abwehrkräfte und regt die Zirkulation an. Mit
dem Schweiß werden Krankheitsstoffe ausgeschwemmt, wodurch
ein intensiver Krankheits- und Schweißgeruch zustande kommt.
Den Giftgehalt dieses Krankenschweißes beweist die Tatsache, daß
eine geringe Menge davon, einem kleinen Säugetier eingespritzt,
ausreicht, um dessen Tod herbeizuführen. Es gibt daher keine bes-
sere Waffe, den Ausbruch einer akuten Infektionskrankheit zu verhindern oder zumindest ihre Kraft von vornherein zu brechen, als

ausgiebige Darmreinigungen und Schwitzen zum frühest möglichen Zeitpunkt. Bei angeblich schwitzunfähigen Personen, weiters bei sehr geschwächten, erschöpften, kreislaufgeschädigten Kranken darf Schwitzen nur auf besonders schonende Art, durch die Serienwaschung nach KNEIPP, angestrebt werden.

Zusammenfassung:

Im Anschluß an das Bürstenhalbbad, nach Darm- und Blasenentleerung, trinkt der abgetrocknete Patient schnell 1–2 Tassen heißen Schwitztee, legt sich auf das schon vorbereitete Bett und wird in Tücher und Decken so eingehüllt, daß fast nur mehr die Nase heraussieht. Das Zimmer wird gelüftet. Nach 1–2 Stunden erfolgt Kaltabwaschung mit feuchtem Nachdunsten oder Abtrocknen mit anschließendem Rumpfreibebad. Darmreinigen und Schwitzen sind die besten Waffen zur Verhütung und Heilung akuter Erkältungs- und Infektionskrankheiten.

6. Die Serienwaschung nach Sebastian Kneipp

Die Serienwaschung ist für alle anscheinend Schwitzunfähigen und Kreislaufkranken, die eine Schwitzpackung nicht erhalten sollen, d i e Schwitz- und Entgiftungsmethode über die Haut.

Der vorher schon gut durchwärmte bettlägerige Patient wäscht sich mit einem in Leitungswasser getauchten und mäßig ausgedrückten Tuch schnell ab (oder wird abgewaschen). Das Tuch wird wiederholt, etwa alle 20 Sekunden, ausgedrückt und neu eingetaucht. Ohne zu reiben, nur leichthin in raschen Zügen, wäscht man, so daß die Haut gleichmäßig naß wird. Am einfachsten ist die Anwendung, wenn der aufstehfähige Kranke aus dem Bett in das wohltemperierte Badezimmer eilt, wo er sich auf einem trockenen Teppich stehend rasch entkleidet und mit dem in fließendes Kaltwasser getauchten Tuch abwäscht. Die Waschung darf insgesamt höchstens 2 Minuten dauern. Die beste Reihenfolge der Abwaschung ist: Hand, Arm und Achselhöhle beiderseits, Hals, Brust, Bauch, Seiten, Rücken, Beine und Gesäß, beiderseits. Während des Waschens ist mit offenem Mund tief zu atmen. Sofort danach legt sich der Kranke ohne jedes Abtrocknen feucht in das warme Bett zurück, deckt sich gut zu und dunstet nach. Auch eine heiße Wärmeflasche kann an die Füße gelegt werden.

W i e d e r h o l u n g e n : Alle halben, spätestens alle ganzen
Stunden wird diese Waschung wiederholt. Auch wenn schon richtiges Schwitzen eintritt, kann man entsprechend weitermachen, je
nachdem wie lange und wie intensiv geschwitzt werden soll. Der
Schwitz- und Entgiftungsprozeß ist durch Anzahl und Pausen
zwischen den Waschungen zu steuern. Nur wenn der Kranke einschläft, wartet man mit der nächsten Waschung bis zu seinem Erwachen.

W i r k u n g : Durch reichlich getrunkenen heißen Schwitztee ist
die Wirkung zu steigern. Trinken und Schwitzen setzt einen Flüssigkeitsstrom vom Magen-Darm zur Haut, also von innen nach
außen in Bewegung, wodurch die Infektionsgifte zum Ort ihrer
Ausscheidung transportiert werden. Die Serienwaschung wirkt ähnlich wie die Schwitzpackung. Sie ist aber wesentlich schonender und
die Belebung des Kapillarnetzes steht stärker im Vordergrund. Die
Haargefäße oder Kapillaren, die beim Menschen eine Gesamtlänge
von 100 000 km erreichen, werden durch die wiederholten Kaltwaschungen zu rhythmischen Verengungen und Erweiterungen
angeregt, so daß das „Hautherz" des Kreislaufes höchst aktiv zu
arbeiten einsetzt. Dadurch wird die Herz- und Kreislauftätigkeit
nach jeder Waschung verbessert, wie es eine Herzinjektion nicht
besser zustandebringen kann. Durch die beschleunigte Zirkulation
können sich die Infektionsgifte nirgends im Körper festsetzen und
werden ständig weitergetrieben, bis sie in den Haut-, Darm- und
Nierenbereich gelangen. Hier werden sie von dem ausfließenden
Schweiß, von den Darm- und Harnentleerungen erfaßt und aus dem
Körper ausgeschwemmt. Nur in seltenen Fällen tritt nach mehreren
Waschungen kein Schwitzen ein, aber auch bei diesen zeigt sich als
Folge eine Steigerung der Abwehrtätigkeit, Entgiftungsfähigkeit
und Säftezirkulation.

Zusammenfassung:

Die Serienwaschung ist eine besonders schonende, kreislaufkräftigende Schwitzmethode mit großer Heilkraft bei allen Erkältungs-
und Infektionskrankheiten. Der gut durchwärmte Kranke wäscht
sich alle halben Stunden maximal 2 Minuten lang kaltfeucht ab und
dunstet im warmen Bett nach. Heißer Schwitztee steigert die Wir-

kung. Die Waschungen werden so oft wiederholt, bis durch Dunsten und Schwitzen ausgiebige Entgiftung und Befreiung mit auffallender Zustandsverbesserung erzielt ist.

7. Das Auslaugebad

Das Auslaugebad dient als Entgiftungsbad der rascheren Überwindung von Erkältungs- und Infektionskrankheiten[1]). Es hat sich auch bei zahlreichen chronischen Störungen sehr bewährt.

T e m p e r a t u r : Es handelt sich um ein Vollbad, dessen Wassertemperatur, mit dem Fieberthermometer gemessen (Wasserthermometer sind meist ungenau!), 37° C beträgt. Bei Bedarf kann man aber das Wasser etwas wärmer oder kühler einstellen, da es in erster Linie darauf ankommt, daß die Temperatur als noch a n g e - n e h m u n d b e h a g l i c h empfunden wird. Bei Fieber soll die Wassertemperatur etwa 1–2° C unter der Mundtemperatur betragen! Schwitzen ist auf jeden Fall zu vermeiden!

D u r c h f ü h r u n g :
1. Für die Zeitkontrolle stellt man eine Uhr zurecht, legt sich bis zum Hals unter das Wasser und bleibt 10 Minuten entspannt liegen.
2. Dann steht man auf und seift den ganzen Körper mit einfacher unparfümierter Seife gründlich ein.
3. Danach legt man sich auf 30–45–60 Minuten entspannt in das Bad zurück, wobei man auch lesen kann. Tritt ein Gefühl der Überwärmung ein, dann muß man kühles Wasser zulaufen lassen, bei Fröstelgefühl hingegen etwas warmes Wasser. Ansonsten darf die Wassertemperatur nicht verändert werden!
4. Nach dieser Zeit steht man wieder auf, seift nochmals den Körper stark ein und bürstet ihn in strich- und kreisförmigen Bewegungen wohltuend aber nie schmerzhaft ab; zunächst Hände und Arme, dann Füße und Beine, zuletzt den Rumpf.
5. Zum Abschluß bleibt man nochmals 10 Minuten im Bad liegen, trocknet sich dann ab und legt sich zu Bett.

[1]) MORDHORST, G.: Balneologische Maßnahmen und akuter Infekt. Erfahrungsheilkunde 1969/11.

W i r k u n g : Durch das Bad sehen jetzt Finger und Zehen ausgelaugt wie Wäscherinnenhände aus. Auch die Schmutzschicht, die sich am Badewannenrand gebildet hat, zeigt ein Ergebnis der „Auslaugung". Es ist lehrreich, daß diese Schicht um so dicker und schmutziger wird, je länger und öfter man die Bäder anwendet: So deutlich zeigt sich die Steigerung der Entgiftungsfunktion der Haut[1]). Dabei ist die Anwendung der Seife wesentlich: Sie macht den Säuremantel der Haut durchlässiger, läßt Giftstoffe besser die Hautschranke durchwandern und zieht sie nach außen. Die zweite Seifenabwaschung vor Badeabschluß bezweckt ein Herauslaugen jener Krankheitsstoffe, die sich gerade noch in der Haut auf dem Wege nach außen befinden. Die Entgiftungsweise des Auslaugebades unterscheidet sich grundsätzlich von der Wirkung der Schwitzpackung oder Serienwaschung. Bei letzteren Maßnahmen erzeugt der Körper a k t i v Schweiß, während ihm beim Auslaugebad Giftstoffe p a s s i v entzogen werden.

G r u n d s ä t z l i c h e s : Bei natürlichen Heilweisen darf man nie etwas gewaltsam erzwingen wollen, man muß immer mit der Natur des Kranken und nicht gegen sie vorgehen; das heißt: wenn der Kranke auf eine Methode nicht besonders erfolgreich anspricht, zum Beispiel er kommt nicht gut zum Schwitzen, so soll man nicht unbedingt mit Schwitzmethoden den Erfolg erzwingen wollen! Man gehe dann auf eine dem Kranken besser entsprechende Entgiftungsmaßnahme, wie Auslaugebad oder Rumpfreibebad, über. Aus diesem Grunde ergeben gerade jene Heilmaßnahmen, die andersartige Wirkungsweisen erzielen, eine wertvolle Ergänzung und Bereicherung der Therapie. Bei dem einen Kranken wird man mit diesem Verfahren, bei dem anderen aber mit jenem rascher zum Ziele gelangen. Die jeweils wirkungsvollsten Maßnahmen sofort herauszufinden, das ist die Kunst des Arztes. Mit etwas Einfühlungsvermögen in den Kranken und dessen Reaktionsweise gelingt dies fast immer. Das Auslaugebad ist besonders abends vor dem Einschlafen

---

[1]) Ein ähnliches Phänomen zeigt sich bei Entschlackungskuren: Bei täglich badenden Patienten wird das ansonsten verhältnismäßig reine Badewasser an Krisentagen, das heißt an Tagen, an denen mehr Schlackenstoffe in das Blut gelangen, plötzlich schmutzig, und die Badewanne weist einen grauschmierigen Schmutzrand auf. (Siehe RAUCH, E.: Die Darmreinigung nach Dr. F. X. MAYR, Heidelberg. Karl F. Haug Verlag.)

zweckmäßig, da es auch, wenn es nicht zu warm war, die Schlaftiefe und Erholung während der nächtlichen Ruhe steigert. Das Bad kann alltäglich genommen werden.

A u s l a u g e b a d   b e i   S c h l a f s t ö r u n g : Während der letzten 10 Bademinuten lasse man langsam kalt zufließen bis die Badetemperatur auf 35—34° C absinkt. Man trockne sich nur oberflächlich ab und gehe zu Bett.

S o n s t i g e   A n w e n d u n g   d e s   A u s l a u g e b a d e s : Das Bad eignet sich als Daueranwendung (1—5mal pro Woche) besonders bei Rheuma-, Gicht-, Ischiaskranken. Aber auch bei den meisten sonstigen chronischen inneren Leiden ist es wertvoll, weil da immer Entgiftung, Entschlackung, Entlastung über die Haut benötigt wird. Grundsätzlich sind allen Menschen, deren Haut nicht besonders schwitzfähig ist, hautertüchtigende Anwendungen anzuraten (siehe „Blut- und Säftereinigung"!). Regelmäßige Auslaugebäder machen die Haut besonders weich, rein und elastisch, bewirken somit auch ein hervorragendes kosmetisches Resultat.

Zusammenfassung:

Das Auslaugebad ist ein wirkungsvolles Entgiftungsbad, das anstelle der Schwitzmethoden oder als deren Ergänzung angewendet wird. Es handelt sich um ein 50 bis 80 Minuten dauerndes Vollbad bei 37° C, bei dem die Wassertemperatur nur etwas reguliert werden darf, so daß weder Überwärmung noch Kältegefühl auftritt. Wichtig ist die zweimalige Einseifung, welche die Entgiftung („Auslaugung") des Körpers über die Haut unterstützt. Nach dem Bad tritt Entspannung, deutliche Erleichterung und wohlige Müdigkeit auf.

8. Das Rumpfreibebad nach Louis Kuhne

*Abkühlung durch Rumpfreibebäder
und Wiedererwärmung
ist so oft zu wiederholen,
als noch Fieber auftritt.*

Louis KUHNE [1835–1901]

In den vorigen Kapiteln wurden besonders machtvoll eingreifende Heilverfahren besprochen. Diesen steht das Rumpfreibebad nach KUHNE nicht nach: In mancher Hinsicht überbietet es sogar die anderen Anwendungen, da es die einzige Methode ist, die direkt und gleichzeitig alle vier Ausscheidungssysteme des Organismus anregt: den Darm, die Nieren, die Haut und die Lungen. Dadurch kommen Wirkungen zustande, die das Rumpfreibebad zur Vorbeugung und Behandlung akuter Infekte nahezu unersetzlich machen. Im Vordergrund steht die entgiftende, fiebersenkende und kreislaufbelebende Wirkung.

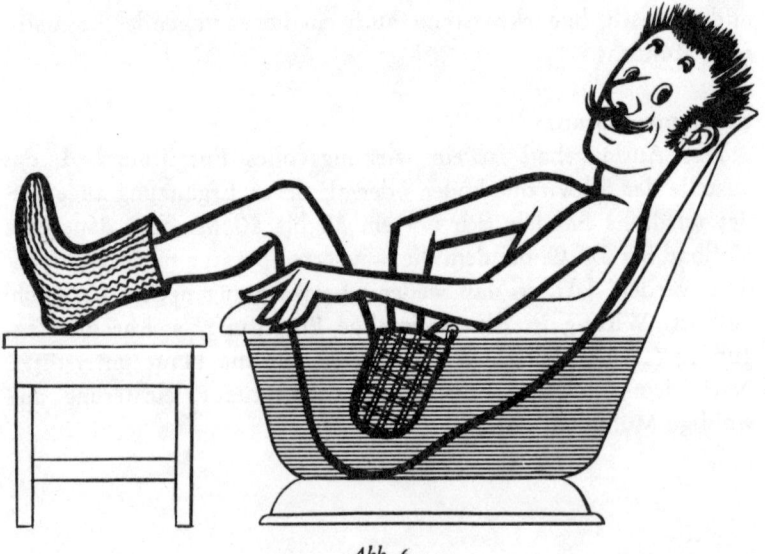

Abb. 6

Rumpfreibebad nach Originalvorschrift

Grundsätzliches: Ein Gesetz der Naturheilkunde heißt: Kälte immer nur auf Wärme! Daher darf keine frierende Person, und hätte sie auch nur kalte Hände oder Füße, eine kalte Wasseranwendung, wie kühles Bad, kalten Wickel usw. erhalten. Zuerst muß für volle Erwärmung gesorgt sein. Auch das Rumpfreibebad setzt voraus, daß der Badende und der Baderaum durchwärmt sind. Fiebernde und gleichzeitig fröstelnde oder nur fröstelnde Patienten gehören in das ansteigende Bürsten-Halbbad (Seite 30).

S i t z w e i s e : Die einzige Schwierigkeit des Rumpfreibebades ergibt sich aus der vorgeschriebenen Sitzweise. Nach Originalvorschrift soll das Bad nämlich in einer Sitzbadewanne durchgeführt werden (Abb. 6). Heute verfügen aber nur noch die wenigsten über ein solches Gerät. Bei K i n d e r n behilft man sich mit den jetzt üblichen (Plastik-)Kinderbadewannen, wobei die Füße entweder aus der Wanne herauszustellen oder an den Wannenrand anzulegen sind (Abb. 7). Dies gelingt selbst bei kleinen Kindern gut. Bei den ganz Kleinen hält eine Hilfsperson die Füße außer Wasser, während eine andere die Waschungen durchführt. E r w a c h s e n e behelfen sich auch mit einer breiteren Kinderbadewanne, einem Waschtrog und dergleichen oder stellen einfach die Beine an die Wand

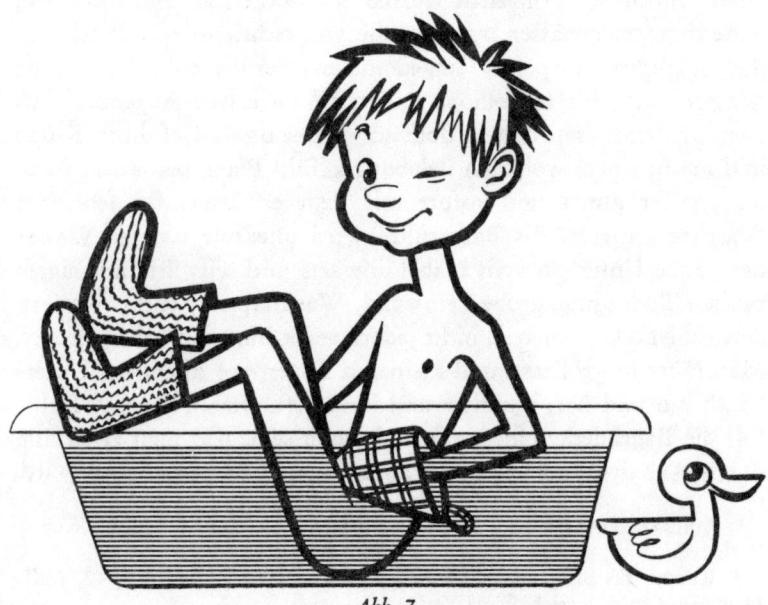

Abb. 7

der Normalwanne an (Abb. 8). Bei chronischen Störungen, wie
Darmträgheit, Leber-Gallenschäden, Nierenleiden, chronischem
Kopfschmerz etc., ist dieses Bad besonders bewährt [1] [2]).

W a s s e r t e m p e r a t u r : Diese ist individuell, v o r e r s t
z w i s c h e n 3 0 u n d 2 2 ° C, zu bemessen. Für abgehärtete
Patienten und bei Fiebernden kann die Wirkung bei kühleren Tem-
peraturen wesentlich günstiger sein. Man wird daher bei Fieber,
gar bei höherem, das Wasser bei den Badwiederholungen von Mal
zu Mal etwas kühler nehmen und es schließlich zwischen 18–14° C
temperieren. Bei kälteempfindlichen, schwachen und blutarmen Personen, besonders bei den ersten Bädern bei Kindern, beginnt man
mit etwas weniger Wasser als normal und eventuell mit einer noch
etwas wärmeren Temperatur als 30° C, schüttet aber während des
Bades langsam kalt zu, so daß allmählich die erwünschte Temperatur und Wassermenge erreicht wird. Häufig kommt dem Badenden während des Bades die Temperatur als zu lau vor, dann ist
unbedingt weitere Kaltwasserzufuhr geboten.

D u r c h f ü h r u n g : Der Badende stellt eine Uhr in Sicht-
weite, entkleidet sich, zieht warme Wollsocken an und setzt sich,
ohne diese zu benässen, rasch in die vorgeschriebene Badestellung,
die möglichst entspannt eingenommen werden soll. Das kühle
Wasser reicht bis Nabelhöhe und wird im ersten Augenblick als
ziemlich frisch empfunden, doch schwindet dieses Gefühl in Kürze
und macht einem wohligen Belebungsgefühl Platz, besonders wenn
man tiefer atmet und sofort mit dem erwärmenden lebhaften
Waschen einsetzt: Bis Badeschluß wird unentwegt unter Wasser
der ganze Unterleib vom Nabel abwärts und seitwärts mit einem
rauhen Tuch (Jute, grobe Leinwand, Waschlappen) leicht frottiert,
gewaschen oder gerieben, nicht jedoch stark hin- und hergescheuert.
Man fährt in größeren und kleineren Zügen vor allem am Unter-
bauch hin und her, hinunter und hinauf (Darmanregung!). Dabei
soll die Bauchdecke entspannt und weich sein, was man zeitweilig
durch Anhalten des Atems, währenddessen weitergerieben wird,

---

[1]) KUHNE, Louis: Die neue Heilwissenschaft, 23. Aufl. Leipzig 1896, Kuhne
Verlag.
[2]) RAUCH, E.: Blut- und Säftereinigung. MILDE ABLEITUNGSKUR, 12. Aufl.
Heidelberg 1979. Karl F. Haug Verlag.

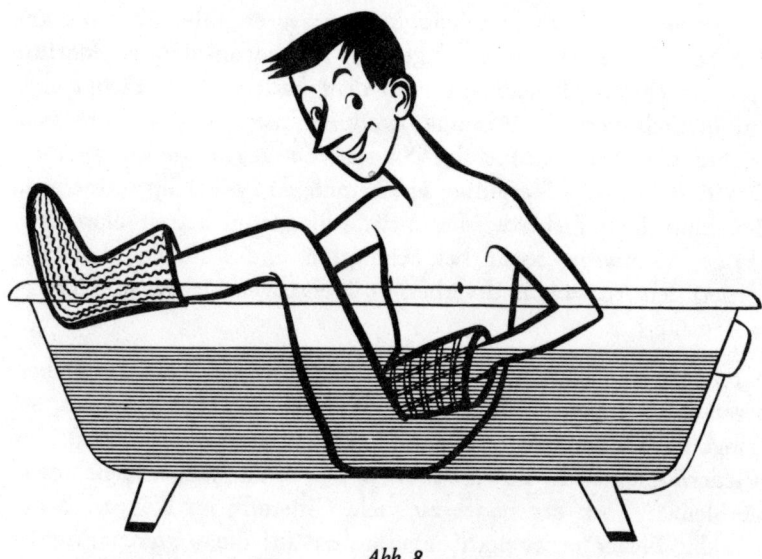

Abb. 8

noch fördern kann. Auch die Leisten-, Scham- und Kreuzbeingegenden werden bearbeitet, dann folgen wieder Reibestriche quer über den Bauch usw., bis allgemeine Erfrischung und vollständige milde Abkühlung erreicht ist.

B a d e d a u e r : Sie hängt vom Empfinden des Badenden ab. Durchschnittlich badet man 10 Minuten, anfangs oft nur 5–7 Minuten und später oft sogar bis 15 (bis 20) Minuten.

B a d e a b s c h l u ß : Nach Abtrocknen zieht der Kranke eine warme Pyjama- oder Unterhose an und legt sich sofort zu Bett. Nun ist für besonders gute Wiedererwärmung durch warme Bedeckung, Wärmeflasche(n), evtl. Heißduschen der Beine und heißen Kräutertee zu sorgen. Mäßige Schweißerzeugung ist anzustreben. Das Zimmer ist zu lüften. Wird das Bad aus Vorbeugungsgründen genommen, braucht man sich danach nicht niederzulegen, sondern zieht sich warm an und macht Bewegung. Bei häufigem Baden, auch bei 14grädiger Wassertemperatur, fühlt man sich schon während des Bades wohlig durchwärmt und bleibt es auch danach.

W i r k u n g : Das Rumpffreibad befreit den Körper von Krankheitsgiften. Es verbessert die Durchblutung des Darmes und der Leber und facht ihre Tätigkeit an; es entgiftet über die gewaschenen Hautpartien; es steigert die Nierenfunktion, erkenntlich am vermehrten Harnabgang nach dem Bad; und es erzeugt eine automatisch vertiefte Atmung, wodurch mehr Kohlensäure und andere schädliche gasförmige Substanzen ausgeschieden werden. Das Bad beseitigt Vergiftungserscheinungen, wie Kopfschmerzen, Benommenheit, Fieberdelirien meist schlagartig, befreit Nase und übrige Atemwege, sogar bei Schnupfen und Luftröhrenkatarrh, fördert den Auswurf und verbessert überzeugend Herz- und Kreislaufzustand.

F i e b e r s e n k u n g : Die Reibebäder setzen meist das Fieber herab oder erzielen Entfieberung. Gelingt dies nicht sogleich, so bringt doch jedes Bad Kräftigung und Zustandsverbesserung. Die Wiederholungsbäder sind meist etwas kühler und länger zu nehmen. Verbleiben trotz des Bades zu viele Giftstoffe im Körper, dann hält das Fieber meist noch unverändert an; die weiteren Entgiftungsmaßnahmen, wie Einläufe und Rumpfreibebäder, eventuell im stündlichen Wechsel, oder auch schweißtreibende Maßnahmen, Wärme entziehende Wickel usw., sorgen dann im allgemeinen nach 1–2–3 Tagen für endgültige Abfieberung. Trotz ärztlichen Anratens wagen es manche Eltern nicht, ihrem hochfiebernden Kind das kühle Reibebad zu geben. Sie sollten es ihm aber gerade dann verabreichen, weil es bei hohem Fieber besonders benötigt wird. Sie werden dankbar die gute Wirkung feststellen. Der Verfasser verordnet das Rumpfreibebad bei den allermeisten Fieberfällen und außerdem stets im Anschluß an Schwitzmaßnahmen. Gleichgültig, ob es sich um Erkältungsfolgen, Virusinfektionen, Grippe, Bronchitis, Masern, Röteln, Feuchtblattern, Scharlach, Lungenentzündung, Impffieber, eitrige Mandelentzündung, Mittelohrentzündung oder fieberhafte Prozesse im Zusammenhang mit der Zahnung bei Kleinkindern handelt, gerade in Fällen mit bedrohlichen Erscheinungen hat sich das Rumpfreibebad, und zwar besonders als Serie, etwa drei- bis viermal am Tag, überzeugend bewährt.

V e r k ü h l u n g : Ängstliche Naturen scheuen sich aus Furcht vor Verkühlung, das Rumpfreibebad anzuwenden. Dies ist gerade verkehrt. Bei richtigem Vorgehen kann dieses Bad niemals Erkältungen verursachen, wohl aber Erkältungs- und Infektionskrank-

heiten vorbeugen und bekämpfen. Für Fieberkranke gilt außerdem
der Satz: E i n   f i e b e r n d e r   M e n s c h   e r k ä l t e t   s i c h
n i c h t !

Zusammenfassung:

Das Rumpfreibebad mit beständigem Reiben des Unterleibes im
kühlen Wasser belebt den Kreislauf und aktiviert die Entgiftungsfunktionen von Darm, Nieren, Lunge und Haut. Außerdem senkt
es das Fieber, heilt verschiedenste akute und chronische Erkrankungen, härtet ab und wirkt als erstrangiges Vorbeugungs- und Be-
handlungsmittel bei Erkältungs- und Infektionskrankheiten.

9. Die kalten Wickel

> *Was ein Wickel bewirkt, sieht man am besten,*
> *wenn das gebrauchte Tuch ausgewaschen wird.*
> *Ist das Tuch vor dem Wickel rein,*
> *so wird es nach Gebrauch ein reines Wasser*
> *ganz trübe machen. Es kommt öfters vor,*
> *daß so ein Wickeltuch eine gelbe Farbe*
> *bekommt wie bei Gelbsüchtigen, die sehr hart*
> *herauszubringen ist.*
>
> Sebastian KNEIPP [1821–1897]

Da Kälte immer nur auf Wärme gesetzt werden soll, dürfen
kalte Wickel nur am gut durchwärmten Körper angelegt werden.
Man unterscheidet zwei Hauptarten von kalten Wickeln:

1. D i e   W ä r m e   e n t z i e h e n d e n   W i c k e l

Sie werden bei ganz akuten Entzündungen und Fieber angewendet. Sie ziehen schädliche Hitze ab, beseitigen am Anwendungsort
lokale Kreislaufstauungen und fördern dort frische Blut- und Sauer-
stoffzufuhr. Außerdem wirken sie entzündungsrückbildend, giftab-
leitend und fiebersenkend.

T e c h n i k : Ein gröberes, gut aufsaugfähiges Leinentuch wird
in kaltes Wasser eingetaucht und   n u r   l e i c h t   a u s g e w u n -
d e n , so daß das Tuch noch relativ viel Flüssigkeit behält. Darüber
kommt ein dickes wollenes oder Frottee- oder Schafwolltuch, das
über das feuchte Tuch darüberreicht und dieses abdichtet. Sobald
der Wickel gut durchwärmt ist, was meist nach etwa 20 bis 45 Minuten erreicht ist, soll er abgenommen und erneuert werden.

2. Die Wärme erzeugenden Wickel

Sie werden häufig bei älteren Prozessen, Entzündungen und Katarrhen bevorzugt. Allmählich nehmen sie die Hauttemperatur an, dunsten, stauen die langsam ansteigende Wärme zurück und durchwärmen heilsam die erkrankte Region.

Technik: Sie ist gleich wie bei 1., jedoch wird das Leinentuch stark ausgewunden und der Wickel erst knapp vor Schweißausbruch (etwa nach 1 bis 1½ Stunden) abgenommen.

Wird jedoch eine schweißtreibende Wirkung erwünscht, was wieder bei akuten Erkältungszuständen und Infektionskrankheiten der Fall ist, dann läßt man den Wärme erzeugenden Wickel noch länger liegen und verabreicht heißen Schwitztee. Eine halbe Stunde nach Schweißausbruch nimmt man den Wickel ab, wäscht die Körperstelle lauwarm ab und bringt den Patienten in eine etwas lockere Trockenpackung auf 30 bis 60 Minuten. Tritt beim Wärme erzeugenden Wickel nicht schon nach wenigen Minuten wohliges Wärmegefühl auf, dann wird mit einer heißen Wärmeflasche nachgeholfen.

Allgemeines: Das feuchte Innentuch und das darübergelegte Woll- oder Frotteetuch müssen faltenlos und straff anliegen. Letzteres muß oben und unten einige Zentimeter über das feuchte Tuch darüberragen, damit sicherer Luftabschluß ermöglicht ist. Das Außentuch kann auch noch durch angenähte Bänder oder notfalls Sicherheitsnadeln befestigt werden. Jeder Wickel, der unangenehm empfunden wird, ist unbedingt wieder abzunehmen. Er wurde dann fast immer fehlerhaft angelegt. Nach jeder Wickelabnahme ist die behandelte Stelle lauwarm abzuwaschen. Benützte Wickeltücher dürfen erst nach ihrer Säuberung neuerlich verwendet werden.

I. Der Halswickel

1. Der Wärme entziehende Halswickel

Er wird bei drohenden, beginnenden und akuten Entzündungen im Nasen-, Hals-, Rachen- und Mundhöhlenbereich, zum Beispiel bei akutem Schnupfen, akuter Halsentzündung, beginnender Heiserkeit, akuter Mandelentzündung, Seitenstrangangina, mehrfach wiederholt angewendet. Um das leicht ausgewundene Leinentuch, das feucht gerade einmal um den Hals reichen soll, werden 1–2 trokkene Schals so umgewunden, daß durch letztere eine bis gut an die Ohren heranreichende trockene „Halskrause" entsteht.

2. Der Wärme erzeugende Halswickel

Dieser wird bei schon länger bestehenden oder fortgeschrittenen Prozessen bevorzugt, wie zum Beispiel bei vereiterten Mandeln, die zur rascheren Abheilung zunächst noch „herauskommen" oder „reif" gemacht werden sollen; weiters bei älteren Grippalinfekten oder sonstigen Infektionskrankheiten mit Nasen-, Hals-, Rachenbeteiligung.

Bestehen Zweifel darüber, welche Wickelart vorzuziehen sei, dann entscheidet die Reaktion des Patienten. Er selbst verspürt meist deutlich, welche Wickelart und welche Dauer ihm am wohlsten tut und ihn am besten entlastet.

II. Der Brustwickel

1. Der Wärme entziehende Brustwickel

Er ist bei akuten fieberhaften Erkrankungen der Atemwege, beginnender Bronchitis, Rippenfell- und Lungenentzündung, auch im Verlaufe der verschiedenen Infektionskrankheiten, bei wiederholter Anwendung sehr bewährt. Er lindert den akuten Prozeß und senkt das Fieber.

2. Der Wärme erzeugende Brustwickel

Dieser ist bei schon etwas älteren Bronchialkatarrhen, Husten, Bronchitis, Lungenentzündung anzulegen. Tritt nicht schon in Kürze Durchwärmung ein, kommt auf die Brust eine heiße Wärmeflasche.

Anlegung des Brustwickels: Zunächst bereitet man das wollene Außentuch auf dem Bett auf, legt darauf das entsprechend ausgewundene leinene Innentuch, so daß das Außentuch noch vorragt, und streicht beide faltenfrei. Der Kranke legt sich in die Mitte der Tücher, wobei zunächst die Enden des feuchten Tuches, dann die des trockenen Tuches straff um den Leib gewickelt und befestigt werden (Abb. 9). Ein Nachthemd, eine Pyjamajacke oder ein weiter Pullover können vorsichtig darüber angezogen werden, wobei der Wickel auf keinen Fall verrutschen darf.

III. Der Leibwickel nach Priessnitz

Dieser wird in den meisten Fällen, auch bei fieberhaften Prozessen, als Wärme erzeugender Wickel angewendet, weil er die Durchblutung des Bauchraumes verbessert, Stauungen aus dem Kopf- und Brustbereich abzieht und damit einen benommenen Kopf und eine beengte Atmung befreit. Er fördert die Entgiftungsfunktionen von Darm und Leber und gehört somit zu den wichtigsten Unterstützungsmitteln der Infektbehandlung. Der „PRIESSNITZ-Wickel" kann abends angelegt werden und, wenn er nicht stört, die ganze Nacht

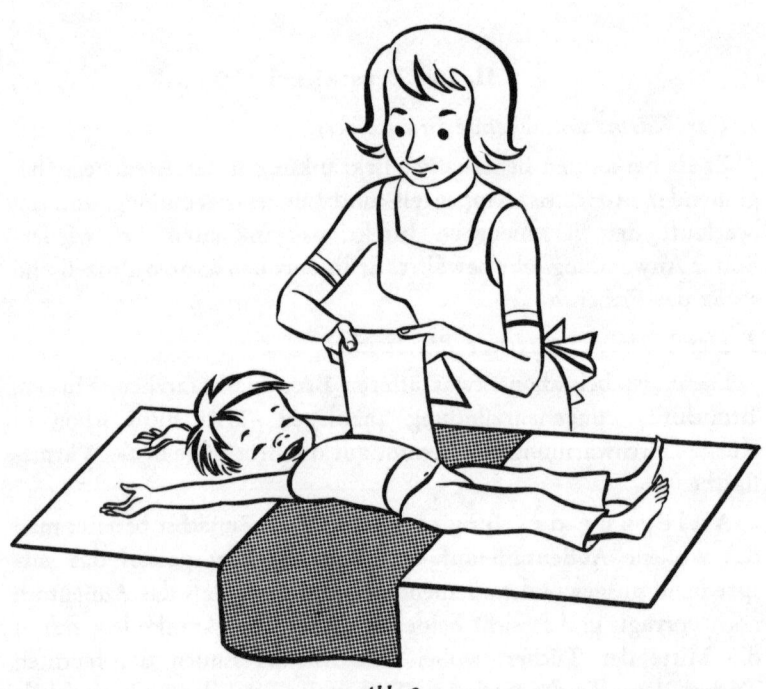

Abb. 9

über auf dem Bauche verbleiben. Die Anlegung erfolgt dem Brustwickel entsprechend, wobei noch eine große Unterhose oder Pyjama-
hose über den Wickel angezogen werden kann. Des Morgens sollen
dann beide Tücher gut warm und trocken sein. (Der Leibwickel
wird unter anderem auch bei chronischen Störungen, als Schlaf-
förderer, Nervenkräftiger, Verdauungsanreger verwendet.)

IV. Das Salzhemd

Es ist bei akuten Ausschlags- und Hautkrankheiten der Kinder,
bei stark schuppender Haut und bei bronchialasthmatischen Zuständen anzuwenden. Bei Beginn von Masern, Röteln, Scharlach ist es
besonders wertvoll, weil diese Krankheiten so rasch und so intensiv
als möglich in ihr „Blütestadium" gebracht werden sollen. Je stärker
der Hautausschlag erblüht, desto mehr Giftstoffe gehen über die
Haut nach außen und desto leichter tritt Heilung ein. Gerade bei
zu schwachen Ausschlägen treten gerne Komplikationen auf.

T e c h n i k : Auf 1 Liter Wasser von 25° C gibt man 1–2 Eß-
löffel Kochsalz, mischt durch und taucht darein ein altes Hemd
oder Nachthemd mit langen Ärmeln, das aus möglichst grobgewobe-
nem Leinen oder Weißzeug besteht. Kunstfaserstoffe (Nylon etc.)
sind ungeeignet. Das Hemd wird gut ausgewunden (Wärme erzeugender Wickel!) und dem Kranken schnell angezogen. Dieser legt
sich auf ein schon vorher aufgebreitetes großes trockenes Flanelltuch, wobei zuerst das feuchte Hemd dem Körper faltenlos eng
angestrafft wird. Nun packt man den Kranken mit angelegten
Armen in das Trockentuch ein und deckt ihn wie bei der Schwitzpackung (Seite 33) mit Wolldecken zu. Bei Kältegefühl werden
heiße Wärmeflaschen und Kräutertee gegeben. Nach einer Stunde
oder schon früher, wenn deutliche Schwitzzeichen auftreten, wird
die Packung abgenommen. Nach lauwarmer Abwaschung folgt
Nachruhen im Bett. Das Salzhemd kann täglich einmal verabreicht
werden, bis der Ausschlag voll entwickelt ist.

V. Die Essigstrümpfe

1. Als Wärme entziehende Wickel

Bei allen fieberhaften Prozessen dienen sie der Auflösung, Ableitung und Ausscheidung der Krankheitsstoffe; sie ziehen Hitze und Gifte aus dem Körperinneren an die Peripherie und senken das Fieber, wobei die nassen Strümpfe erneuert werden müssen, sobald sie heiß geworden sind. Dies kann man so oft wiederholen, bis Abfieberung eingetreten ist.

2. Als Wärme erzeugende Wickel

Sie werden über die ganze Nacht angelegt, bewirken zwar keine Fiebersenkung, jedoch auch Ableitung und Ausscheidung von Krankheitsstoffen im Bereich der Füße, wodurch der Heilprozeß unterstützt wird.

T e c h n i k : Zuerst überzeuge man sich, ob die Füße des Kranken warm sind. Nur dann darf der Wickel gegeben werden! Baumwollene Strümpfe, die bis an die Knie reichen, werden in frischkaltes Wasser eingetaucht, dem zum stärkeren Anreiz der Haut ein Schuß Weinessig beigefügt wurde. Die Strümpfe werden der Wickelart entsprechend ausgewunden und sogleich angezogen. Darüber kommen dicke trockene Wollstrümpfe, welche die feuchten Strümpfe überdecken.

Als Abschluß des Kapitels Wickel sei der Ausspruch des Leibarztes des Fürsten Bismarck, Dr. SCHWENNINGER, zitiert: „ E i n g u t e r A r z t h e i l t m i t e i n e m n a s s e n H a n d t u c h m e h r
a l s e i n s c h l e c h t e r m i t e i n e r g a n z e n A p o t h e k e. "

Zusammenfassung:

Vor Anlegung eines kalten Wickels muß geklärt sein, ob Wärmeentzug oder Wärmeerzeugung erforderlich ist. Wärme entziehende Wickel, mehrfach wiederholt, wirken bei akuten Entzündungen, Hitzezuständen, Fieber, lokalen Kreislaufstauungen auflösend, ableitend, ausscheidend und damit entlastend und befreiend. Wärme erzeugende Wickel bringen hingegen bei länger bestehenden oder fortgeschrittenen Prozessen, Entzündungen und Katarrhen eine gute Durchblutung, heilsame Durchwärmung und Entgiftung der behandelten Körpergegend und bei längerer Anwendung eine schweißtreibende Wirkung hervor. Wickel ermöglichen gezieltes Vorgehen mit Steuerung und Beschleunigung der heilsamen Naturvorgänge.

10. Die Inhalationen

Bei Schnupfen, Kiefer- und Stirnhöhlenentzündungen, Katarrhen von Rachen, Kehlkopf, Luftröhre und Bronchien, eitrigen Bronchitiden usw. stellt das Einatmen heißer Dämpfe eine bewährte Hilfe neben der Grundbehandlung dar.

D u r c h f ü h r u n g : Man nehme einen breiten Kochtopf und bringe etwa 2 Liter reines Wasser (für Kräuterinhalationen) oder Salzwasser (für Salzinhalationen) zum Kochen. Danach stellt man den mit einem Deckel zugedeckten Topf mit dem kochenden Inhalt auf einen Hocker. Der Kranke entblößt den Oberkörper (weil auch die Haut Stoffe aufnimmt), setzt sich zum Topf, und zieht ein Badetuch oder eine Wolldecke über Rücken, Kopf und Topf. Die Decke soll abdichten, damit wenig Außenluft in das „Zelt" gelangt. Nun lüftet der Kranke mit einem Tuch (weil der Topfdeckel zu heiß ist) den Deckel, und zwar so weit, als er die Menge der aufsteigenden heißen Dämpfe gerade noch gut vertragen kann, schließt ihn beim Ausatmen, und dosiert sich jeweils seine Inhalationsmenge. Über die Öffnung gebeugt atmet er tief durch Nase und Mund aus und ein. Dabei schiebt er den Deckel immer weiter zurück bis er aus dem ganz offenen Topf in vollen Zügen inhaliert (Abb. 10). Läßt die Dampfentwicklung nach 10 bis 15 Minuten deutlich nach, nimmt man die Decke ab, setzt sich eine Wollmütze auf, die auch Stirne und Ohren bedeckt, oder wickelt einen Wollschal entsprechend um, damit die Durchwärmung des Kopfes anhält. Unabgetrocknet legt man sich zu Bett und dunstet nach.

Inhalate: Verschiedene Heilkräuter zeigen eine milde, desinfizierende, Atmung befreiende, entzündungshemmende und schweißtreibende Wirkung bei akuten Zuständen, wie akuten Katarrhen der oberen Luftwege, Fließschnupfen, Bronchitis, Niesen, Kratzen in Nase und Rachen etc., auch bei Kleinkindern und Altersbronchitis, wie z. B.:

1. Kamillendämpfe

Kamillenblüten (eine Handvoll) werden auf dem Boden eines Gefäßes aufgestreut, kochendes Wasser darübergegossen und die heißen Dämpfe eingeatmet.

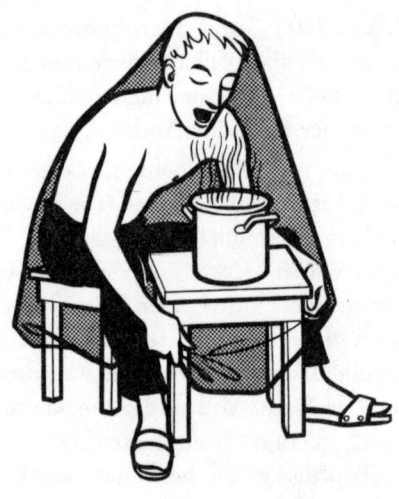

Abb. 10

2. Rachen-Inhaliertee

Salbeiblätter (Foliae Salviae officinalis) und Käsepappel- (Roßmalven-)blätter (Foliae Malvae silvestris) zu gleichen Teilen gemischt und wie Kamille angewendet. Salbei wirkt bei Verletzungen, Entzündungen und Eiterungen im Mund-Rachen-Raum; die schleimreiche Malve kräftigt durch ihre zusammenziehende und entzündungshemmende Wirkung (Gerbstoffe) die Schleimhäute und schützt sie durch Bildung eines Schleimüberzuges.

3. Zwiebeldämpfe bei Schnupfen, Grippalinfekt, Bronchitis. Die in Zwiebeln enthaltenen scharfen Öle erzeugen durchblutungssteigernde, desinfizierende und heilsame Wirkung auf die Atemwege. Ein übernußgroßes Stück einer rohen Zwiebel wird zerschnitten, zerhackt und etwas gequetscht in das kochende Wasser geworfen, aufwallen gelassen, und der Dampf inhaliert.

4. Heilkräuterdämpfe bei Schnupfen, Grippe, Bronchitis

Folgende Heilkräuter, jedes für sich oder alle gemeinsam, von jedem 2—3 Prisen in das kochende Wasser gegeben, evtl. auch gemeinsam mit Zwiebel, sind wirksam:

● Kapuzinerkresse (Tropaeolum majus): ihr scharfes Tropaeol-Öl entfaltet die Wirkung eines (unschädlichen) pflanzlichen Antibiotikums der Atemwege.

● Brunnenkresse (Nasturtium aquat.): ihr scharfes Senföl wirkt ähnlich der Kapuzinerkresse, entgiftet und befreit die Atemwege. Beide Kressen entfalten auch, wenn mit etwas Brot gegessen, heilsame Wirkung.

● Zinnkraut (Equiset. Arvense): bildet Schleimhautschwellung und -entzündung zurück.

● Salbeiblätter (Foliae Salviae offiz.) hemmen Reiz- und Entzündungszustände, fördert ihre Rückbildung.

● Thymiankraut (Thymus vulgaris): löst Schleim und Krampf, fördert Auswurf und desinfiziert. Als Tee getrunken ist es das Hustenkraut Nr. 1: Was die Pfefferminze für den Magen, ist der Thymian für die Bronchien.

Bei älteren Prozessen eignen sich Mischung wie:

5. Bronchitis-Inhaliertee

Pfefferminzblätter 50 g (Fol. Menthae piperit.) — befreien die Atemwege

Schlüsselblumenblüten 40 g (Flor. Primulae officin.) — schleimlösend, auswurffördernd

Sauerampferwurzel 30 g (Rad. Rumicis acetos.) — blutreinigend und kräftigend

Zinnkraut 20 g (Equisetum Arvense) — entzündungshemmend, lungenkräftigend

Gemischt und zubereitet wie 1.

6. Salzinhalationen

Kochsalz, besser Meersalz und besonders Emsersalz, in kochendem Wasser gelöst und inhaliert, lösen festsitzende Schleime, lindern Reizhusten und machen die Atemwege freier.

7. Pflanzenöl-Inhalationen

Eukalyptusöl (Oleum Eucalypti), Kiefernöl (Oleum Pini silvestris), Latschenöl (Oleum Pini pumilionis) und andere befreien die Atmung und eignen sich auch bei älteren Katarrhen und Keuchhusten.

8. Fertigpräparate zum Inhalieren

Sie beinhalten meist Pflanzenöle, Menthol, Kampfer etc. und erweisen sich als hilfreich.

Ein hervorragendes Naturheilmittel stellt das „Japanische Heilpflanzenöl" (JHP-Öl) [1]) dar. Man träufelt davon 1—2 Tropfen auf ein Taschentuch, das man bei Niederlegen über das Gesicht ausbreitet, tropft 1 Tropfen auf die Zunge und reibt die Oberlippe ein, so daß die intensiv wohlriechenden Minzedüfte eingeatmet werden. Dies reißt die Nasenwege wieder auf (auch bei Stockschnupfen) und schwellt die Schleimhäute ab. So wird Weiterverbreitung des Prozesses behindert und rasche Erleichterung erzielt. Das JHP-Öl sollte in keiner Hausapotheke fehlen!

Zusammenfassung:

Eingeatmete heiße Dämpfe mit geeigneten Kräuterabkochungen, Salzen oder Pflanzenölen desinfizieren die Atemwege. Sie entlasten von schleimigen und eitrigen Sekreten, sie machen frei und hemmen die Entzündungsvorgänge, so daß raschere Heilung eintritt. Inhalationen sollten mindestens zweimal täglich genommen werden.

11. Weitere natürliche Heilweisen

> *Es ist ja nicht die Kälte, die heilt,*
> *sondern die Wärme, die durch das*
> *kalte Wasser erzeugt wird.*
> Vinzenz PRIESSNITZ [1799—1851]

Um die Übersichtlichkeit der bisher beschriebenen Maßnahmen nicht zu beeinträchtigen, sei hier zunächst nochmals auf die Kapitel „Allgemeine Behandlungsrichtlinien" (Seite 64) und auf das GRUNDSÄTZLICHE BEHANDLUNGSSCHEMA (Seite 67)

---

[1]) RÖDLER, D-6521 Flörsheim-Dalsheim

verwiesen. Im allgemeinen reichen die angeführten Methoden für naturgemäße Behandlung akuter Infekte aus. Wer aber die beschriebenen Heilverfahren schon praktisch kennen und schätzen gelernt hat, der sollte sich im Laufe der Zeit auch noch mit einigen weiteren Maßnahmen vertraut machen, da jede einzelne Methode ihren eigenen Angriffspunkt besitzt und ihre eigenen speziellen Effekte hervorruft. Je nach Konstitution, Lebensweise und Individualität sind bei dem einen Menschen diese Methoden, bei dem anderen aber jene erfolgreicher. Die Kenntnis mehrerer Heilverfahren bietet somit den Vorteil größerer Auswahl und die Möglichkeit einer noch gezielteren, noch differenzierteren und der individuellen Eigenart des jeweiligen Kranken noch angemesseneren Vorgangsweise. Als natürliche Heilweisen, die sich dem Verfasser noch besonders bewährt haben, werden daher noch angeführt:

1. Das Reibesitzbad für Frauen von Louis Kuhne [1] [2]

Dieses stellt eine ableitende Badebehandlung für Frauen mit kühlem oder kaltem Wasser dar. Es entfaltet über die vegetativen Nerven und Blutgeflechte des weiblichen Genitales seine Hauptwirkung. Das „Frauenbad" kräftigt das gesamte vegetative Nervensystem, so daß vor allem die Reaktionslage verbessert und die Abwehrfähigkeit der kranken Frau gesteigert wird. Die Entgiftungsfunktionen von Nieren, Darm und Schleimhäuten der Geschlechtsteile werden intensiv angeregt. Der wohltuende giftableitende Effekt des Bades ist nach jeder einzelnen Anwendung wahrzunehmen.

2. Das Reibesitzbad für Männer nach Louis Kuhne [1] [2]

Dieses entspricht etwa dem Reibesitzbad für Frauen, erreicht jedoch nicht in allen Fällen die gleichen überzeugenden Ergebnisse wie das Rumpffreibad. Bei Männern ist daher häufiger das letztere vorzuziehen. Der Entgiftungs- und vegetative Umstimmungs-

---

[1] KUHNE, Louis: Die neue Heilwissenschaft, 23. Aufl. Leipzig 1896. Kuhne-Verlag. (Neuauflage, Bietigheim/Württ. 1966. Turm-Verlag.)
[2] RAUCH, E.: Blut- und Säftereinigung. Heidelberg. Karl F. Haug Verlag.

effekt ist aber durchaus vorhanden. Bei Affektionen der Nieren, Blase, Harnröhre, Prostata und bei nervlich labilen Männern, bei Neurasthenikern und als nervenkräftigende Zusatzbehandlung ist das „Männerbad" hingegen unübertroffen.

3. Das Wassertreten nach Kneipp

Kurzes Wassertreten (Stapfen unter Hochheben der Beine) in der Badewanne, die bis Wadenhöhe mit kaltem Wasser gefüllt ist, wirkt als vorzügliches Ableitungs- und Abhärtungsmittel. Beim Verspüren des ersten Kältegefühls, das nach etwa 30 bis 60 Sekunden aufzutreten pflegt, hat der Badende sofort ohne sich abzutrocknen das Bett aufzusuchen und bei Bedarf für Wiedererwärmung zu sorgen. Wassertreten zieht das im Kopf- und Bauchbereich gestaute Blut nach unten, leitet Infektionsgifte an die Peripherie ab, entlastet den Kreislauf und senkt Fieber.

4. Das Trockenbürsten [2])

Das Trockenbürsten des ganzen Körpers verbessert die Hautdurchblutung und steigert die entgiftenden und kreislaufwirksamen Hautfunktionen („Kapillartraining"). Zweckmäßig wird direkt danach angeschlossen:

5. Das Wechselduschen oder die Wechselabreibung [2])

Heißes und anschließend ganz kurzes kaltes Duschen oder feuchtes Abreiben (auch bei Erkältungskrankheiten, Fieber, aber richtig durchgeführt!) befreit die Haut von den in ihr haftenden Krankheitsstoffen, entgiftet sie, belebt die übrige Hauttätigkeit und regt die Zirkulation intensiv und wohltuend an („Kapillartraining").

6. Die Heilmassage [2])

Von kundiger Hand durchgeführte Massagen verbessern das Ergebnis aller übrigen Anwendungen. Massagen unterstützen die Entgiftungsmaßnahmen, fördern die Ausscheidung der Infektionsgifte, der Stoffwechselschlacken und Ablagerungen, beleben den Kreislauf und zeigen darüber hinaus noch spezielle Wirkungen, je

---

[1]) KUHNE, Louis: Die neue Heilwissenschaft, 23. Aufl. Leipzig 1896. Kuhne-Verlag. (Neuauflage, Bietigheim/Württ. 1966. Turm-Verlag.)
[2]) RAUCH, E.: Blut- und Säftereinigung.

nach Massageart und -technik. Die mit der Hand durchgeführte Vibrationsmassage ist dabei besonders hervorzuheben, da sie die Organdurchblutung, z. B. von Leber, Darm, Nieren, Kopf usw., verbessert. Dadurch ist gezieltes Vorgehen gerade auf die am meisten betroffenen Stellen möglich. Es gibt fast keine Erkrankungsart, deren Behandlung nicht durch richtige Massage wesentlich unterstützt werden kann.

7. Die Entgiftungsmassage von Laien ausgeführt

Hierbei handelt es sich um eine intensive Reibemassage, besonders der Rückenpartien, die auch von nicht speziell ausgebildeten Angehörigen vorgenommen werden kann. Sie erstrebt verbesserte Durchblutung des Rückenmarkes und regt dadurch wichtige vegetative Nervenzentren zu gesteigerter Abwehrleistung an; außerdem belebt sie den Kreislauf und entgiftet über die geriebenen Hautpartien. Bei Durchführung ist die Technik dieser Massage genau zu beachten[2])!

8. Die finnische Sauna

Regelmäßig angewendet, dient die Sauna in erster Linie der Gesunderhaltung durch Entschlackung und Entgiftung des Körpers, weiters der Abhärtung und körperlichen Leistungssteigerung. Sie wirkt vornehmlich auf Haut und Atemwege ein, aber auch auf Kreislauf, Stoffwechsel und Nervensystem. Bei Katarrhen der Atemwege, Schnupfen, Husten, Grippeinfekten wirkt die Sauna n i c h t als Heilmittel. Vorsicht! Sie kann den Zustand erheblich verschlechtern!

Zusammenfassung:

Wer schon die Heilkraft einiger natürlicher Heilmethoden kennen und schätzen gelernt hat, sollte sich noch mit weiteren Naturheilverfahren vertraut machen, weil die Möglichkeit der größeren Auswahl ein noch gezielteres und daher noch erfolgreicheres Vorgehen anbietet.

---

[2]) RAUCH, E.: Blut- und Säftereinigung.

12. Bewährte biologische Arzneien

Die natürliche Behandlung kann selbstverständlich immer – wenn vom Arzt als erforderlich erachtet – medikamentös unterstützt werden. Dabei ist allerdings – soweit dies im jeweiligen Fall möglich ist – den sogenannten biologischen Arzneien der Vorrang einzuräumen. Gerade diese Mittel können nämlich die Grundbehandlung so ergänzen, daß gegenseitige Wirkungssteigerung stattfindet. Außerdem sind solche Arzneien zumeist besonders bekömmlich und weisen keine unerwünschten Nebenwirkungen auf. In Betracht kommen beispielsweise:

1. Die Heilkräuter

> *Alle Wiesen und Matten,*
> *alle Berge und Hügel —*
> *die sind Herrgotts Apotheken.*
> PARACELSUS [1493–1541]

Neben den im Kapitel „Teefasten" (Seite 21) bereits angeführten und noch anderen Kräutertees können auch Teemischungen die Behandlung unterstützen. Aus einer großen Zahl von Möglichkeiten sei hier herausgegriffen:

a) Schwitztee

Lindenblüten (Flor. Tiliae) – schweißtreibend, auswurffördernd

Holunderblüten (Fl. Samb. nigr.) – schweißtreibend, schleimlösend

Wollkrautblüten (Fl. Verbasci) – schleimlösend, hustenreizmildernd

Pfefferminze (Fol. Menthae pip.) – belebend, magenkräftigend, atembefreiend

Zu gleichen Teilen mischen, 1–2 Teelöffel Kraut mit ¼ Liter kochendem Wasser überbrühen, 10 Minuten ziehen lassen, darin 1–2 Teelöffel Honig auflösen, heiß trinken.

b) Allgemeiner Katarrhtee

Spitzwegerich (Herb. Plantag. lanc.) 30 g – gegen Katarrh, Heiserkeit und Husten

Huflattich (Fol. Farfarae) 30 g – gegen Verschleimung, Katarrh, Brustschmerz

Süßholz (Radix Liquititiae) 20 g – gegen Katarrh, auswurffördernd, verdauungsanregend

Zinnkraut (Equiset. Arv.) 20 g – entzündungshemmend, lungenkräftigend

gemischt, zubereitet wie a).

c) *Bitterer Magentee* (für Rekonvaleszenz)

Benediktkraut (Hb. Cardui bened.) 30 g – „was bitter dem Mund,
ist dem Magen gesund"

Bitterklee (Fol. Trifol. fibr.) 30 g – magen-, verdauungs- und
nervenkräftigend

Pfefferminze (Fol. Menthae pip.) 40 g – magen-, verdauungsanregend

gemischt, 1 Teelöffel mit ¼ Liter kochendem Wasser überbrüht,
2–3 Minuten ziehen lassen, ¼ Stunde vor den Mahlzeiten trinken.

d) *Frühstückstee* (für Gesunde als allgemeines Vorbeugungsmittel)

Hagebuttenschalen 50 g – nierenanregend, blutreinigend

Erdbeerblätter 20 g – mild verdauungskräftigend

Lindenblüten 20 g – hautfunktionssteigernd

Thymian 10 g – atmungsdesinfizierend, gärungshemmend, ver-
dauungsfördernd

gemischt, zubereitet wie a), aber nur 3–5 Minuten ziehen lassen.

2. Allgemein biologische Heilmittel

Bei allen akuten Infekten, vom Schnupfen bis zur schwersten
Infektionskrankheit, erweisen sich b i o l o g i s c h e   E n t g i f -
t u n g s m i t t e l als besonders hilfreich. Sie saugen Giftstoffe auf,
binden und neutralisieren sie und machen sie dadurch wirkungslos.
Dazu gehören: K a f f e e k o h l e [1]), ein gemahlenes Röstprodukt
der Kaffeebohne, H e i l e r d e [2]), ein fein pulverisierter Löß, oder
M e e r - L ö ß - M o o r [3]), eine Mischung von Heilmoor, Löß und
Meersalz. Sie unterstützen die natürliche Infektbehandlung. Wäh-
rend als Allgemeindosis zum Beispiel dreimal täglich 1 Teelöffel
Kaffeekohle ausreicht, soll bei schweren akuten Infekten oder Ver-

[1]) Carbo-Madaus.
[2]) Luvos Heilerde ultra.
[3]) JSO-Werk, Regensburg.

giftungszuständen dieses Pulver — messerspitzenweise — bis stündlich gegeben werden. Bei Schnupfen befreit es die Nasenwege durch mehrfaches Aufschnupfen einer Prise, bei Anginen hilft es durch Bestäuben und wiederholtes zartes Einwischen in die Buchten der Mandeln mittels Watteträger.

Ein anderes vom Arzt zu verordnendes Entgiftungsmittel ist das C a n t h a r i d e n p f l a s t e r . Es zieht am Anwendungsort eine Blase, die schließlich aufgeht und gelbliche Flüssigkeit entleert. Es handelt sich um einen sogenannten weißen Aderlaß, um Ausleitung der mit Gift angereicherten Lymph- und Gewebeflüssigkeit aus der kranken Region, was schon nach wenigen Stunden zur Erleichterung und Befreiung führt[1]). Das Pflaster wird bei Mittelohrentzündung und anderen Ohrprozessen am Warzenfortsatz hinter dem Ohr aufgelegt; bei Hirnhautreizung, Nackensteifigkeit, bedrohlichen Infekten mit Kopfbelastung, schweren Anginen, Mandelabszessen, kommt es in das Grübchen zwischen Hinterhauptschuppe und erstem Halswirbel, wobei diese Stelle zuerst ausrasiert wird. Man verwendet Fertigpflaster (2 x 3 cm) oder $^1/_3$ vom Stangenpflaster, das mit der Hand erwärmt und messerrückendick auf ein Leinwandfleckchen gestrichen wird. Man fixiert mit Leukoplaststreifen, entfernt das Pflaster nach 10 Stunden und bedeckt die entstandene Hautblase durch zwei Tage mit Vaseline-Schutzverband. Das Cantharidenpflaster ist jedem Arzt, der seine Wirkung kennengelernt hat, bei bestimmten Erkrankungsformen ein fast unersetzliches Mittel (siehe Fall 7, Seite 72).

Biologische Heilmittel sind auch die S p e n g l e r s a n e [2]). Sie werden von Tieren gewonnen, die gegen bestimmte Krankheitserreger besonders wirksame Abwehrstoffe entwickelt haben. Da diese Mittel nur in die Haut eingerieben werden, vermeiden sie die unerwünschte Belastung des Magen-Darmtraktes. Spenglersan G hat sich bei Grippe und bestimmten anderen Virusinfekten bewährt.

Die S y m b i o n t e n t h e r a p i e wieder dient der Aufforstung einer normalen Bakterienflora auf den Schleimhäuten. Dadurch werden Krankheitserreger rascher bezwungen und die Krankheitsdauer und Rekonvaleszenz verkürzt. Während Sulfonamide

---

[1]) SCHARFBILLIG, Christian: Der weiße Aderlaß. Ulm/Donau 1966. Karl F. Haug Verlag.

[2]) Spenglersan/Meckel, Bad Godesberg; bzw. Gebro/Fieberbrunn, Tirol.

und Antibiotica Erreger vernichten und dabei häufig die wertvolle abwehrfähige Normalflora schädigen, bringt die Zufuhr physiologischer Bakterien, wie zum Beispiel *Symbioflor I* [1]), bei akuten Infekten Steigerung der Abwehrleistung des Organismus und keine Nebenwirkungen.

Als sehr wertvolle Unterstützung bei Erkältungskrankheiten, Katarrhen der Luftwege, Grippe usw. erweisen sich p f l a n z - l i c h e H e i l m i t t e l , wie *Toxi-Loges* [2]), *Echinacin* [3]), *Esberitox* [4]) und andere, weil sie die körpereigenen Abwehrkräfte so aktivieren, daß der Organismus stets schneller und leichter mit dem Infekt fertig wird.

3. Homöopathische Heilmittel

> *Je weniger Leibs eine Arznei ist,*
> *desto höher steht sie in Tugenden.*
> PARACELSUS

Die klassische Homöopathie besitzt heute, seit ihrer Entdeckung durch den Arzt Samuel HAHNEMANN [1755–1843], ein Alter von über 150 Jahren. Sie wird derzeit von Tausenden graduierten Ärzten in der ganzen Welt betrieben und gewinnt immer mehr Anhänger. Homöopathische Arzneien zeigen keine unerwünschten Nebenwirkungen. Dies bewirkt die Zubereitungsart, die das Ausgangsmaterial meist in so hohe Verdünnungen umwandelt, daß sie dem PARACELSUS-Wort entsprechend wenig an „Leib" (Materie) beinhalten, dafür aber um so mehr von der „Tugend" (der sog. feinstofflichen Heilkraft) besitzen. Die Verordnung homöopathischer E i n z e l m i t t e l verlangt allerdings vom Arzt besondere Kenntnisse, viel Studium und Erfahrung, da sie nur individuell, dem Einzelfall angepaßt, möglich ist. Zur Vorbeugung und Behandlung akuter Infekte haben sich homöopathische Einzelmittel in der Praxis bewährt.

Einfach in der Anwendung, aber ebenfalls wirkungsvoll sind homöopathische K o m p l e x m i t t e l . So zum Beispiel regt

---

[1]) Apoth. Baldus, Herborn.
[2]) Dr. Loges, 2090 Winsen.
[3]) Madaus, Köln.
[4]) Schaper & Brümmer, Salzgitter-Ringelheim.

Jsonettin¹), das aus Knoblauch, Tausendguldenkraut und anderen homöopathisch zubereiteten Heilpflanzen hergestellt wird, die Ausscheidungsfunktionen von Haut, Darm und Nieren an, entgiftet, aktiviert die Abwehrkräfte und beschleunigt die Heilung von Erkältungskrankheiten, Grippe und deren Komplikationen. In ähnlicher Form wirken *Gripp-Heel²)*, *Nisylen³)* und zahlreiche andere Komplexmittel, welche die Heilung der selben Erkrankungen rascher und komplikationsfreier vollziehen helfen, ohne Nebenwirkungen zu verursachen.

Verwendung homöopathischer Trinkampullen

Bei Erkältungs-, grippalen u. a. viralen Infekten sind homöopathische Trinkampullen bewährt: Der Inhalt von je 1 Ampulle *Gripp-Heel, Engystol, Traumeel²)* wird in ein Glas mit ¹/₄ l Wasser geleert, umgerührt und alle 5—10 Minuten, später alle ¹/₂ Stunden ein kleiner Kaffeelöffel davon eingenommen. Die Lösung ist in 1—3 Tagen auszulöffeln.

Homöopathische Schnellbehandlung

Die rascheste Wirkung wird erzielt, wenn man die oben angeführten 3 Ampullen als Mischspritze s. c., i. m., oder am besten i. v. verabreicht. Da auf diese Weise viele Infekte oft schon nach wenigen Stunden beseitigt werden konnten, hat gerade diese Methode zahlreiche Ärzte, die ursprünglich der Homöopathie gegenüber ablehnend eingestellt waren, völlig überzeugt. Die Arzneien sind nebenwirkungsfrei.

Zusammenfassung:

Die natürliche Behandlung wird vom Arzt am besten durch Verordnung bewährter, besonders bekömmlicher biologischer Arzneien unterstützt. Diese fördern die entgiftende Hauttätigkeit, treiben Schweiß hervor, beleben die Nieren-, Darm- und Kreislauftätigkeit, binden Krankheitsstoffe an sich, bekämpfen Krankheitserreger, aktivieren deren Ausscheidung oder steigern auf andere Art die Abwehrkraft des Organismus. Natürliche Heilverfahren und biologische Arzneien ergänzen und steigern sich gegenseitig in ihrer Wir-

¹) JSO-Werk, Regensburg.
²) Heel, Baden-Baden.
³) Schwabe, Karlsruhe.

kung. Genaue Beispiele für ihre kombinierte Anwendung finden sich im „GRUNDSÄTZLICHEN BEHANDLUNGSSCHEMA" (Seite 67).

Allgemeine Behandlungsrichtlinien

Manche wollen jede Widerwärtigkeit der Natur nur durch Stuhl austreiben, andere nur durch Erbrechen, manche durch Harn, manche durch Schweiß allein. Dies alles soll aber nicht sein. Daher wisset, daß ein Arzt vor allem wissen soll, wo die Natur hinaus will. Denn sie weiß am besten, wo es am nützlichsten ist, auszutreten. Will sie durch Schweiß austreten, so hilf ihr, daß es durch Schweiß hinausgehe. Was aber durch den Stuhlgang austreten soll, soll durch diesen hinausgetrieben werden und so auch durch den Harn. Wenn nun ein Fingerzeig von der Natur vorhanden ist, so sollst du wissen, daß du da austreten helfen sollst, wo sie sich ansetzt.

PARACELSUS

Dieses Zitat zeigt, daß verschiedene Erkrankungsarten zur Heilung verschiedene Ausleitungswege bevorzugen. Sicher werden die meisten Infektkranken durch Fasten und Ableiten über den Darm außerordentlich entlastet; und sicher reichen diese Maßnahmen bei einem Teil aller infektiösen Erkrankungsformen aus, um baldige Heilung zu erzielen. Aber ebenso sicher benötigen alle übrigen Fälle außerdem noch zusätzliche Ableitungen, wie über die Haut und über die Nieren. Bei Auswahl der Entgiftungsmethoden ist die persönliche Ausscheidungsfähigkeit eines Kranken mit zu berücksichtigen. Dem Schwitzfähigen wird man i m m e r auch schweißtreibende Anwendungen verordnen, dem Darmverstopften wiederholte darmreinigende Hilfen von oben und unten und dem Nierenschwachen nierenanregende Maßnahmen (zum Beispiel Rumpffreibebäder!). Diese Dinge sind an sich so einfach und klar, daß man sich nur wundern kann, wenn die sich wie selbstverständlich anbietenden therapeutischen Erfordernisse noch nicht allgemein genützt werden. Selbst verstandesbegabte Menschen verstoßen kraß dagegen: Alltäglich sind Fieberkranke anzutreffen, die schon tagelang verstopft daniederliegen, ohne etwas dagegen zu unternehmen; oder Patienten mit Schweißausbrüchen, die keine Schwitzmaßnahmen erhalten, obwohl ihre Natur nicht deutlicher zeigen könnte, was sie bräuchte; oder verschiedene Ausschlagkranke, deren Haut nicht angetastet wird, obwohl ihr Ausschlag einen unmißverständlichen Fingerzeig des inneren Arztes darstellt, hier, auf dem Weg über die Haut, die Krankheitsstoffe hinauszutreiben.

In jedem Erkrankungsfall ist der Arzt zu befragen. Stets sollte man ihm von Anfang an die Bereitschaft für natürliche Behandlung bekanntgeben. Auswahl und Verordnung der Heilmethoden ist verständlicherweise Sache des Arztes, aber die Befolgung und Durchführung wird zur Aufgabe des naturheilkundig interessierten Patienten. Wie entscheidend für den Erfolg die Durchführungsweise der Methoden ist und wie maßgeblich der Kranke selbst damit die Heilung vorantreiben kann, das erlebt er meist schon wenige Stunden nach Behandlungsbeginn.

Die anschließenden Darstellung allgemeiner Behandlungsrichtlinien dient der Information des Arztes über Behandlungskombinationen, die sich dem Verfasser besonders bewährt haben. Auch der Nichtarzt kann daraus einen grundsätzlichen Überblick über die Wirkung der Methode gewinnen und Anregungen erhalten, selbst, noch bevor er krank geworden ist, natürliche Vorbeugungsmaßnahmen zu treffen. Vorbeugungsmaßnahmen gehören ja noch in das Ressort des Laien, für Heilmaßnahmen im Erkrankungsfall gilt aber – wie auch für jede andere Therapie – die bekannte Maxime: „Nur wenn vom Arzt nicht anders verordnet ...!"

I. Der Behandlungsbeginn

Bei den akuten Erkältungs- und Infektionskrankheiten sind die naturgemäßen Behandlungsmethoden von der Diagnose völlig unabhängig. Die Behandlung richtet sich nur nach den Gesichtspunkten der Entgiftung und Abwehrsteigerung, da die spezifische Krankheitsbekämpfung von der Natur selbst durchgeführt wird.

A. BRAUCHLE

1. Die Schnellbehandlungsserie I

Wenn Anfangssymptome eines beginnenden Infektes verspürt werden, und der Patient sich noch nicht so angegriffen fühlt, daß er sofort das Bett aufsuchen muß, dann ist – wenn keine Gegenanzeige vorliegt – die Schnellbehandlungsserie I besonders zu empfehlen. Sie besteht aus:

1. Ausgiebiger Darmentleerung durch 1–2 Einläufe.
2. Teefasten; heißen Kräutertee trinken und anschließend
3. besonders warm bekleidet einen ausgiebigen (1–2stündigen) Fußmarsch an möglichst guter Luft machen, wonach man intensiv durchschwitzt daheim ankommen soll.
4. Trockenfrottieren des ganzen Körpers.
5. Rumpfreibebad nach KUHNE. Besteht jedoch nach dem Marsch starke Müdigkeit, soll man sich vorerst sehr warm zugedeckt niederlegen und danach das Rumpfreibebad nehmen. Nach dem Bad fühlt man sich frisch und gekräftigt. Da durch alle Maßnahmen jetzt wieder reichlich Giftstoffe in den Darm abgeleitet wurden, folgt noch
6. ein Einlauf.

In zahlreichen Fällen genügt diese Serie, um eine beginnende infektiöse Erkrankung v ö l l i g zu beseitigen. In den übrigen Fällen wird zumeist die erste Angriffswucht des Prozesses gebrochen und die erste „Schlacht" mit den Erregern gewonnen. Beschwerdefreiheit nach der Serie beweist aber noch nicht völlige Ausheilung. Zeigen sich am nächsten Morgen noch geringfügige Symptome, dann muß weiterbehandelt werden, wobei im allgemeinen die salinische Darmberieselung, Einlauf, Bürstenhalbbad und Wickel vorzuziehen sind. Auch Bettruhe kann erforderlich sein. Es ist viel zweckmäßiger, rechtzeitig einen oder einige Tage daheim zu bleiben und sich dabei gründlich auszukurieren, als im halbkranken Zustand mit der Zeit zu geizen, um später auf längere Zeit ernsthaft krank darniederliegen zu müssen.

F a l l 1 : Architekt, 32 Jahre alt, verspürte eines Nachmittags rasenden Kopfschmerz, Halsweh, Schüttelfrost. Da bereits seine Bürokollegen an schwerer Grippe erkrankt waren, sorgte er daheim eingetroffen sofort für reichliche Darmentleerung, trank heißen Tee, marschierte an den Stadtrand und in das freie Feld und traf schließlich naß geschwitzt daheim ein. Nach dem Rumpfreibebad und Wiederholungseinlauf fühlte er sich bereits wohl und fiel in tiefen Schlaf. Die Behandlungsserie nahm dreieinhalb Stunden, also die Zeit seines freien Abends, in Anspruch. Am nächsten Morgen trank er noch eine salinische Lösung, nahm ein Rumpfreibebad und ging beschwerdefrei in sein Büro. In ähnlichen Situationen hatte er früher zahlreiche Mittel eingenommen und etliche Tage, mitunter sogar Wochen benötigt, bis er wieder ganz leistungsfähig geworden war.

2. Die Schnellbehandlungsserie II

Kommt die Serie I wegen höherem Fieber, Schwäche, bei Kleinkindern oder aus sonstigen Gründen nicht in Betracht, dann hat sich
zur Anfangsbehandlung auch bewährt:

1. Teefasten
2. Salinische Darmberieselung
3. Gründliche Darmentleerung durch 1–2 Einläufe
4. Ansteigendes Bürstenhalbbad
5. Schwitzpackung
6. Rumpfreibebad
7. Einlauf.

Fall 2 : Schüler, 10 Jahre alt, kam mit heißem Kopf, Brechreiz, Frösteln,
38,9° Fieber nach Hause. Die Untersuchung ergab außer leicht geröteten
Gaumenbögen und geschwollenen Halslymphdrüsen keinen weiteren Hinweis auf
die Erkrankungsart. Nach der Schnellbehandlungsserie II, die nach ungefähr
drei Stunden abgeschlossen war, fühlte sich das Kind wieder wohl und zeigte
eine Temperatur von 37,5°. Nun erhielt es noch einen Halswickel, bevor es in
tiefen Schlaf fiel. Abends wieder erwacht, äußerte es großen Appetit, bekam aber
nur Kräutertee, Rumpfreibebad und einen dritten Einlauf. Am nächsten Morgen
war das Kind gesund, mußte diesen Tag aber noch daheim bleiben. Der Verlauf
dieses Falles ist für die gelungene Schnellbehandlungsserie charakteristisch.

Tritt nach einer Behandlungsserie keine Heilung ein, wird weiterbehandelt. Zumeist wird zumindest der Charakter des Infektes
nach der gutartigen Seite verschoben. Gefährliche Krankheitsbil-
der sind dadurch verschwunden und anscheinend lebensbedrohende
Prozesse in harmlose Erkrankungsformen übergegangen, so daß
sie darauf durch die weiteren natürlichen Maßnahmen geheilt
wurden.

Grundsätzliches Behandlungsschema

I. Maßnahmen zur Ableitung, Entgiftung und Abwehrsteigerung

a) Tee- oder Teilfasten, oft trinken. z. B. Lindenblütentee.

b) Salinische Darmberieselung (S. 29).

c) Einlaufserie (4mal täglich = Toxinausschwemmung!).

d) Schwitzen: entweder Bürstenhalbbad, danach Schwitzpackung
(S. 30) oder Serienwaschung (milder, gleich wirksam, S. 37).

e) Entgiftungsbäder: Rumpfreibe- oder Auslaugebäder (S. 38).

f) Spezielle Maßnahmen je nach Erfordernis: Wickel bei lokalisierten Prozessen (z. B. Halswickel bei Angina, Brustwickel bei Bronchitis, Essigstrümpfe zur Fieberableitung usw.; Inhalationen bei Katarrhen; Salzhemd bei Ausschlagkrankheiten (Röteln, Masern); Ansteigendes Bürstenhalbbad (immer bei Frostempfindung).

II. Anwendung biologischer Heilmittel

(Schematische Darstellung für den Arzt. Die in Gruppe a) und b) genannten Arzneien besitzen unterschiedliche Angriffspunkte und verstärken sich gegenseitig; es kann sowohl ein einzelnes Mittel oder jeweils 2 oder 3 aus einer Gruppe Verwendung finden).

a) 1. Symbioflor I (Abwehrbakterien): Jede 2. Stunde 10 Tropfen einnehmen, einspeicheln, gurgeln, schlucken; auch Nase eintropfen. Unschädlich, auch für Kleinstkinder geeignet.

2. Toxi-Loges (Abwehraktivator): jede andere 2. Stunde 40 Tropfen (Kinder die Hälfte); z B. 8 Uhr Symbioflor I, 9 Uhr Toxi-Loges, 10 Uhr Symbioflor usw.

3. Spenglersan G (Abwehrkörperzufuhr): 1—2mal täglich $1/2$—1 Ampulle (oder 10—20 Tropfen) in die Ellenbeuge einreiben.

oder b) 1. Heilerde (Luvos ultra) (Giftabsorber): 1—2stündlich $1/2$ Teelöffel trocken einnehmen, verspeicheln, gurgeln und schlucken. Z. B. bei Angina, Magen-Darm-Infekten. (Ohne gleichzeitige Einläufe würden diese Dosen stopfen).

2. Jsonettin (homöop. Entgifter und Abwehrsteigerer): stündlich 4 Tabletten lutschen.

3. Umckaloabo (Jsowerk) Entgifter. 3mal 20 Tropfen.

ACHTUNG! ETWAIGES FIEBER IST WERTVOLL! NICHT UNTERDRÜCKEN DURCH UNBIOLOGISCHE MEDIKAMENTE! NUR KONSEQUENTE DURCHFÜHRUNG! DADURCH MEIST RASCHE GRÜNDLICHE HEILUNG, KURZE REKONVALESZENZ, KEINE KOMPLIKATIONEN! ÄRZTLICHE ANWEISUNG GENAU BEACHTEN!

II. Behandlung häufiger akut-infektiöser Erkrankungsarten

1. Krankheitsvorstadium

Wenn wegen verschiedener Symptome von Weinerlichkeit, Gereiztheit bis Übelkeit und Appetitlosigkeit zu erwarten ist, daß eben eine Krankheit „ausgebrütet" wird, dann ist mit Schnellbehandlungsserien oder Teefasten, Darmreinigung und Rumpfreibebädern einzusetzen! O f t   i s t   s c h o n   n a c h   d e m   2. E i n l a u f ,   a l s o   1 — 2   S t u n d e n   n a c h   B e h a n d l u n g s b e g i n n ,   B e s c h w e r d e f r e i h e i t   w i e d e r h e r g e s t e l l t ! Treten jedoch erste Krankheitssymptome auf, so wird wie bei vollausgebrochener Erkrankung vorgegangen. Je früher die Behandlung einsetzt, desto günstiger ist die Heilungsaussicht.

2. Ungeklärter akut-fieberhafter Prozeß

Hier kann der Arzt, wenn er keine Gegenanzeige vorfindet, wie Verdacht auf akute Blinddarmentzündung, sofort die Schnellbehandlungsserie II anordnen. Häufig reicht sie zur Schnellheilung aus. Ansonsten sind Teefasten, Einlaufserie, Darmberieselung, Ableitungsverfahren über die Haut, Auslaugebäder, Serienwaschungen und Fieber entziehende Wickel wirksam. Bald verspürt der Kranke, worauf er am besten anspricht und gibt diesen Anwendungen Vorrang. Bei intensiver Behandlung ist meist nach wenigen Tagen der Prozeß beseitigt, oder es läßt sich erkennen, daß es sich um eine besonders schwere Erkrankung handelt, die durch die bisherige Therapie oft ihre Hauptkraft eingebüßt hat. Der therapeutische Soforteinsatz läßt wertvolle Zeit gewinnen und bringt meist viel raschere Heilung als abwartendes, die Krankheitsart zunächst abklärendes Vorgehen.

F a l l   3 : Mädchen, 8 Jahre alt, erkrankte an ungeklärtem hochfieberhaftem Zustandsbild, das schließlich mit Hals- und Gelenkschmerzen einherging. Der behandelnde Arzt verabreichte u. a. auch hochdosierte Sulfonamide, welche keine Besserung erbrachten. Daher drängte er auf Spitalsüberführung. Die verzweifelten Eltern baten hierauf den Verfasser um Hilfe. Die Untersuchung ergab keinen sicheren Hinweis auf die Erkrankungsart. Die Schnellbehandlungsserie II verbesserte schlagartig den Gesamtzustand, beseitigte die Schmerzen und senkte das Fieber von 39 auf 37,7° C. Nach weiteren zwei Behandlungstagen mit Intensivbehandlung (siehe S. 68) war das Kind endgültig fieberfrei. Wegen geschwollener Drüsen verblieb es mit Halswickeln und Darmableitungen noch in häuslicher Pflege. Am 12. Tag nach Erkrankungsbeginn zeigte sich an Handtellern und Fußsohlen eine fetzige Schuppung, die erkennen ließ, daß es sich um einen anscheinend ausschlaglosen Scharlach gehandelt hatte. Durch die Entgiftungsmaßnahmen war er besonders mild verlaufen.

F a l l 4 : Gymnasiast, 15 Jahre alt, erbrach wiederholt am letzten Tag eines Schikurses, klagte über heftige Kopfschmerzen, Schwindel und Bauchkrämpfe. 39,5° C Fieber. Der Arzt des Gebirgsortes konnte die Erkrankungsart nicht sicher klären und empfahl Spitalsüberführung. Der allein heimtransportierte Junge erhielt jedoch vom Verfasser sofort die Schnellbehandlungsserie II, durch die er nach drei Stunden sämtliche Beschwerden verlor und auf eine Temperatur von 37,2° C kam. Nach dem ersten Tag der anschließenden Intensivbehandlung II (Seite 68) war er abgefiebert und äußerte mächtigen Appetit; nach dem zweiten Tag derselben Therapie war sein ungeklärter Prozeß endgültig beseitigt, der Junge wieder ganz gesund.

3. Schnupfen

Dieser ist immer ein Abwehr- und Reinigungvorgang, der nicht wahllos durch chemische Mittel unterdrückt werden soll. Oft spielt sich der Prozeß fast nur im Bereich der Nasenwege ab, oft aber handelt es sich um eine schwerwiegende Infektion, die auf Nebenhöhlen, Rachen, Bronchien und Darm überzugreifen droht. Als beste Therapie hat sich die Schnellbehandlungsserie I bewährt.

Ein Stockschnupfen ist immer als Allgemeinerkrankung anzusehen und danach zu behandeln. Auch hier steht die Schnellbehandlungsserie I, wie überhaupt Darmreinigung, Schwitzen und viel Frischluft im Vordergrund. Auch Rumpffreibebäder, Wärme erzeugende Halswickel, heiße Auflagen im Nacken, ansteigende Fußbäder, Inhalationen und vor allem die Anwendung des rasch befreienden Japanischen Heilpflanzenöls (s. S. 55) wirken grundlegend heilsam.

4. Grippalinfekte

Die naturgemäße Behandlung wird am zweckmäßigsten mit einer Schnellbehandlungsserie eingeleitet, worauf bei geöffnetem oder zumindest mehrfach zu öffnenden Fenster Bettruhe folgt. Mit heißen Kräutertees ist für Durchwärmung zu sorgen. Abwehrsteigernde, entgiftende und bei Bedarf kreislauffördernde Arzneien sind oft wichtig. Als weitere Maßnahmen kommen vor allem Einläufe, Rumpffreibebäder, Inhalationen, Wickel oder das abendliche Auslaugebad in Betracht. In intensiver und dadurch besonders wirksamer Form kann die Therapie folgendermaßen fortgesetzt werden:

Beispiel I für Intensivbehandlung

8 Uhr morgens: Trinken der salinischen Lösung, danach Einlauf (1.), darauf Bürstenhalbbad, dann Schwitzpackung mit anschließendem Rumpfreibebad (1.), Bettruhe. Japan. Heilpflanzenöl (JHP).

12 Uhr: Rumpfreibebad (2.), mit anschließendem Einlauf (2.), Bettruhe. JHP-Öl

15 Uhr: Rumpfreibebad (3.) mit nachfolgendem Einlauf (3.), Bettruhe. JHP-Öl.

18 Uhr: Rumpfreibebad (4.) oder Inhalation, danach Einlauf (4.), Bettruhe. JHP-Öl.

20 Uhr: PRIESSNITZ-Leibwickel über Nacht.

Beispiel II für Intensivbehandlung

8 Uhr morgens: Trinken der salinischen Lösung, danach Einlauf (1.), anschließend Bürstenhalbbad mit Nachdunsten. Kaffeekohle.

9–12 Uhr: Serienwaschung nach KNEIPP, abzuschließen mit Rumpfreibebad und Einlauf (2.). Kaffeekohle.

16 Uhr: Inhalation (1.), danach Einlauf (3.), bei Bedarf Wickel, Bettruhe. Kaffeekohle.

20 Uhr: Inhalation (2.), danach Einlauf (4.), abschließend Auslaugebad. Kaffeekohle.

Nach Abfieberung und Beschwerdefreiheit wird der Arzt ein bis zwei volle Ruhetage verordnen, an denen meist nur mehr wenige Nachbehandlungen stattfinden. Die Intensivbehandlung verkürzt erfahrungsgemäß die Erkrankungsdauer.

Fall 5 : Zwei Brüder von 6 und 10 Jahren waren in den Übergangsjahreszeiten fast dauernd krank. Außer den üblichen Kinder-Infektionskrankheiten wurden sie wiederholt von Grippalinfekten mit Komplikationen, wie vereiterten Mandeln, Mittelohrentzündung, Lungenentzündung, heimgesucht. Dabei steckten sie regelmäßig ihre Mutter an, so daß außer dem abwesenden Vater alles daheim krank war. Der Kinderarzt verordnete nur mehr stärkste Medikamente, da alles andere nicht mehr zu wirken schien. Die Krankheitsanfälligkeit nahm alljährlich zu, und die Heilkraft der Erkrankten verminderte sich zusehends. Als in einem Jahr zum sechsten Male die „Grippe" ausbrach, wurde die Familie erstmals ohne Medikamente, jedoch mit Schnellbehandlungsserie und anschließender Intensivbehandlung „pauschal" behandelt. Am 4. Tag waren alle schon weitgehend wieder hergestellt, während sich sonst die Erkrankungen mit ihren Komplikationen durch Wochen hinausgezogen hatten. Seither wurden Mutter und Kinder nur mehr naturgemäß behandelt und erkranken nur mehr selten. Abhärtungsmaßnahmen, Sport, Medikamenten- und Süßigkeitsverbot sowie radikale Einschränkung des vielen Fernsehens, das für Kinder sicher gesundheitsschädigend ist, wirkten sich so segensreich aus, daß aus den drei kränklichen, blassen „Zimmerpflanzen" heute bereits aufblühende Geschöpfe geworden sind.

F a l l 6 : Geschäftsfrau, 65 Jahre alt, erkrankte plötzlich an einer bösartigen Grippeform, wobei wiederholte schwere Hustenanfälle mit blutig gefärbtem Auswurf, Erstickungszustände, Kreislaufkollaps und starke Gelenkschmerzen auftraten. Die von einem Facharzt verordneten zahlreichen Medikamente erbrach sie alle. Deshalb verabreichte ihr der Gatte aus eigenem Entschluß eine Schwitzpackung, die sie aber nicht vertrug. (Man darf niemandem eine Schwitzpackung geben, der 1. zeitlebens nie schwitzen konnte, 2. kreislaufmäßig schwer belastet ist und 3. den Darm nicht vorher entleert hat!). Der hierauf zu Rate gezogene Verfasser verordnete salinische Darmberieselung, Einlaufserie und Serienwaschungen, worauf die Patientin gut ins Schwitzen kam und sich von Waschung zu Waschung wohler fühlte. Außerdem erhielt sie ein homöopathisches Kreislaufmittel auf die Zunge und Einreibungen mit *Spenglersan G* und *R*. Diese Arzneien vertrug sie sehr gut. Am selben Tag wurde noch der bedrohliche Zustand und das Fieber beseitigt, und nach vier weiteren Behandlungstagen war die Patientin wieder ganz hergestellt. Ihre von der gleichen Erkrankung befallene Tochter wurde erst nach zweiwöchiger rein medikamentöser Behandlung im Krankenhaus in geschwächtem Zustand der häuslichen Pflege übergeben.

5. „Kopfgrippe", Gehirnhautreizung

Je gefährlicher sich eine Erkrankungsart auswirkt, desto energischer sollte die Ableitung betrieben werden. Die ärztlich überwachte Schnellbehandlungsserie II, auch mehrfach nacheinander angewendet, wirkt außerordentlich durchgreifend. Neben den wiederholten Darmreinigungen kommt es auf wiederholtes Schwitzen mit anschließender Abkühlung im Rumpfreibebad an, damit der Kopf in Kürze frei wird und die Nackensteifigkeit als Symptom eines gefährlichen Kopfprozesses schwindet. In solchen Fällen wirkt fortlaufende Einnahme des Japanischen **Heilpflanzenöls** (JHP), dessen Inhalation durch Auflegen eines beträufelten Tuches über das Gesicht, und außerdem das Cantharidenpflaster im Nacken schnell und überzeugend.

F a l l 7 : Bei einem 5jährigen Sohn wohlhabender Eltern trat im Anschluß an eine Erkältungskrankheit mit Stockschnupfen plötzlich hohes Fieber, Kopfschmerz, Benommen- und Verworrenheit sowie Nackensteifigkeit auf. Der beigezogene Professor riet auf Überstellung in seine Klinik und Punktion der Hirn-Rückenmarkflüssigkeit. Da sich der Vater des Kindes dagegen zur Wehr setzte, erreichte er einen eintägigen Aufschub, während dem das Kind die neuesten Breitband-Antibiotica einnehmen sollte. Der Knabe erbrach jedoch sämtliche Mittel, und sein Zustand verschlechterte sich zusehends. Darauf bat der Vater den Verfasser um Hilfe. Es wurde die Schnellbehandlungsserie II ohne salinische

Darmberieselung (die erbrochen worden wäre) verordnet. Schon 10 Minuten später, nämlich nach dem ersten Einlauf, der enorme Mengen übelriechenden Stuhles zur Entleerung brachte, ging es dem Kind augenscheinlich besser; und nach dem Rumpfreibad war das bedrohliche Zustandsbild beseitigt, das Kind fast fieberfrei. Das im Nacken aufgelegte Cantharidenpflaster hatte bis zum nächsten Tag eine große Blase gezogen, aus der sich reichlich gelbliche Flüssigkeit entleerte. Danach war die Nackensteifigkeit endgültig beseitigt. Die Intensivbehandlungen am zweiten und dritten Tag sowie eine dreitägige Nachbehandlung machten den Jungen wieder ganz gesund.

6. Akute infektiöse Magen-Darmerkrankungen
(„Bauchgrippe")

Es handelt sich um Virus-Erkrankungen, die besonders von Urlaubern in südlichen Gegenden gefürchtet sind, aber auch in unseren Zonen in verschiedenen Variationen auftreten. Die Erscheinungen reichen von den Symptomen eines „verdorbenen Magens", wie nach einer Lebensmittelvergiftung, mit Übelkeit, Erbrechen, bis zu Bauchkrämpfen, Durchfällen und Brechdurchfällen. Dabei muß nicht immer Fieber auftreten. Die naturgemäße Behandlung besteht vorwiegend aus Teefasten mit purem Kamillentee, Bettruhe, Wärme auf dem Bauch, salinischer Darmberieselung und heißer Kamillentee-Einlaufserie, die der Ausschwemmung der Krankheitsstoffe aus dem Darm dient. Unterstützungsmittel sind Meer-Löß-Moor, Heilerde oder Kaffeekohle, mehrfach trocken eingenommen, eingespeichelt und geschluckt, sowie allgemeine Entgiftungsmaßnahmen, zum Beispiel Auslaugebad, Serienwaschung usw., je nach individuellem Bedürfnis. Bei häufig wässerigen Durchfällen sind Dursttage erforderlich, wobei Karlsbader Zwieback, eventuell mit etwas Quark, eingenommen werden darf. Später ist über dicke Schleimsuppen ein vorsichtiger Nahrungsaufbau durchzuführen.

F a l l 8 : Eine vierköpfige Familie bekam während eines Zelturlaubes in Italien Brechdurchfälle. Bei den Eltern überwogen zahlreiche reisschleimartige Durchfälle, von denen bald der Darmausgang wund wurde; bei den Kindern trat wiederholtes Erbrechen mit hohem Fieber in den Vordergrund. Die Behandlung bestand aus Fasten, Dursten und Einläufen (6mal täglich pro Person). Nach dem dritten Einlauf hörte das Brechen der Kinder und der Durchfall der Eltern auf, nach dem sechsten Einlauf war das Fieber beseitigt. Am dritten Tag fühlte sich die ganze Familie wieder gesund, äußerte nur starken Durst und Hunger. Der vorsichtige Kostaufbau wurde vertragen, so daß der Urlaub wieder voll genossen werden konnte. Nahezu gleichzeitig wurden die Bewohner des Nebenzeltes von derselben „Campingplatzkrankheit" heimgesucht. Sie ließen sich jedoch auf natürliche Behandlung nicht ein und erhielten vom heimischen Arzt tägliche Antibiotica-Injektionen. Nach einer Krankheitswoche waren sie endlich so weit, daß sie in geschwächtem Zustand die „Flucht" nach Hause antreten konnten.

7. Hals-, Rachen- und Mandelentzündung

Falls nach einer Schnellbehandlungsserie noch weitere Therapie erforderlich ist, haben sich Darmreinigungen, Schwitzen und mehrfach wiederholte Halswickel bewährt. Auch Rumpfreibebäder leiten spürbar ab und befreien die entzündete Gegend. Bei ernsteren Prozessen ist eine Intensivbehandlung zweckmäßig. Kaffeekohle oder Heilerde lokal und innerlich angewendet, allenfalls auch *Spenglersan G, Symbioflor I, JHP-Öl* und andere, unterstützen wirksam die Behandlung. Vor zahlreichen Lutschpastillen, besonders wenn sie Antibiotika, Sulfonamide oder stark desinfizierende Chemikalien enthalten, ist wegen Schädigung der abwehrfähigen Mund- und Rachenflora abzuraten.

F a l l 9 : Geschäftsführer, Junggeselle, 41 Jahre alt, erkältete sich und erwachte am nächsten Morgen wie zerschlagen, heiser, mit geschwollenen Mandeln und leichtem Fieber. Die angeratene Schnellbehandlungsserie II führte er nicht durch, weil er weder Einlaufgerät noch salinische Mittel daheim hatte, und sich zu elend fühlte, das Haus zu verlassen. Teefasten, Schwitzen und 5 Rumpfreibebäder bei 18 Grad genügten aber, um ihn schon am Abend des ersten Tages so lebendig und den Hals so frei zu machen, daß er nur bei dieser Therapie verblieb, um schon am zweiten Tag wieder berufstätig zu sein.

8. Akute Luftröhrenentzündung (Bronchitis)

Auch hier hat sich nach einer Schnellbehandlungsserie die Intensivtherapie besonders bewährt. Ansonsten entspricht die Behandlung der des Grippalinfektes, wobei wiederholte Inhalationen, kalte Brustwickel oder aber auch heiße Brustumschläge, am besten mit Salzwasser, besonders hilfreich sind. Heiße Ölauflagen ("Ölfleck") auf das Brustbein mit daraufgelegter heißer Wärmeflasche lindern Schmerzen und beschleunigen die Heilung. Bei trockenen Katarrhen, bellendem Husten, fehlendem Auswurf, sind heiße Kräutertees mit Honig oftmals zu verabreichen, zum Beispiel Katarrhtee (Seite 60). Unterstützend sind abwehrsteigernde Mittel, im Besonderen auch die homöopathischen Husteel und Drosera-heel [1]) in stündlichem Wechsel günstig. Da eine Bronchitis bei ständig kalten und feuchten Füßen nicht heilen kann, ist mit Trockenbürsten, Wechselbädern, Bürstenhalbbädern, Wärmeflaschen für gute Fußdurchblutung zu sorgen.

---

[1]) Heel, Baden-Baden.

9. Lungenentzündung

F a l l 1 1 : Zahnarzttochter, 13 Jahre alt, erkrankte im Anschluß an einen übergangenen Grippalinfekt an Lungenentzündung mit 40,2° C Fieber. Bisher war das zarte Mädchen schon zweimal daran erkrankt gewesen und hatte trotz intensiver medikamentöser Therapie jedesmal wochenlang gebraucht, bis Schulbesuch wieder möglich wurde. Diesmal erhielt sie jedoch die Schnellbehandlungsserie II, die den Zustand entscheidend verbesserte und das Fieber auf 38,1° C senkte. Anschließend bekam sie Serienwaschungen, Einläufe, Rumpffreibebäder, Brustwickel sowie *Spenglersan G* und *Resplant*. Am dritten Tag war sie endgültig fieberfrei, frisch und äußerte kräftigen Appetit. Fünf Tage danach besuchte sie in gutem Zustand wieder die Schule.

10. Röteln, Masern, Scharlach

Viele Ausschläge entstehen durch „Ausschlagen" von Krankheitsstoffen aus dem Körperinneren. Sie sind als „Fingerzeig der Natur" aufzufassen, über die Haut abzuleiten. Bei stark entwickelten Ausschlägen zeigen Infektionskrankheiten selten Komplikationen, da schon von Natur aus für gute Giftableitung gesorgt ist. Alle Ableitungsverfahren über die Haut, Serienwaschungen, Schwitzpackungen, Auslaugebäder und vor allem die „Salzhemden" stehen im Vordergrund der Behandlung. Auf Darmreinigungen darf nie verzichtet werden. Bei Komplikationen, wie Hirnerscheinungen, soll außerdem wie bei 5., „Kopfgrippe", vorgegangen werden, bei Bronchitis wie bei 8., und bei Nierenbeteiligung (Scharlachnephritis) ist vor allem strengstes Teefasten geboten. Bei frühzeitig einsetzender natürlicher Behandlung verlaufen obige Erkrankungen im allgemeinen schnell, leicht und komplikationslos (siehe Fall 3!).

11. Diphtherie

F a l l 1 0 : Knabe, 10 Jahre alt, lag mit schwerster Diphtherie todkrank darnieder. Sein Gesicht war schon bläulich verfärbt, sein Hals dick geschwollen, sein Puls nur mehr schwach und das Bewußtsein getrübt. Nachdem der Facharzt sein Möglichstes getan hatte, mußte er schließlich den Zustand für hoffnungslos erklären. Da wandten sich die verzweifelten Eltern noch an einen naturheilkundig erfahrenen Arzt. Dieser berichtet[1]: „Ich ließ sofort einen Einlauf machen, der nur schwachen Erfolg hatte. Dann erhielt der Patient einen Leibwickel mit kaltem Wasser und wollener Bedeckung, eine Wärmeflasche an die Füße und je eine an beide Körperseiten, über das Ganze ein Federbett. Nach zwanzig Minuten trat reichlicher Schweiß auf. Nachdem das Schwitzen eine Viertelstunde gedauert hatte, wurde der Patient schnell entkleidet und erhielt ein Rumpffreibebad von 10 Minuten Dauer, in welchem er anfing, stark zu husten und Schleimfetzen mit

---

[1]) ROSENDORFF, A.: Neue Erkenntnisse der Naturheilbehandlung aus fünfzigjähriger Praxis. Bietigheim/Württ. 1961. Turm Verlag.

Belag auszuspeien. Darauf folgte sofort wieder eine Schwitzpackung (2.!) und darauf wieder ein Rumpffreibebad (2.!). Währenddessen hatte sich der Zustand bedeutend verbessert. Der Kranke blickte klar um sich und hatte spontan einen voluminösen Stuhlgang. Die Temperatur war binnen 2 Stunden von 40 auf 37° C herabgesunken. Nach der nächsten Schwitzprozedur (3.!) mit nachfolgendem Rumpffreibebad (3.!) verlangte der Patient zu essen und schlief ein. Am dritten Tag konnte er bereits aufstehen; eine leichte Nierenentzündung wurde durch die Rumpffreibebäder in 14 Tagen behoben."

12. Akute Mittelohrentzündung

Auch diese ist als Allgemeinerkrankung aufzufassen und danach zu behandeln. Sie spricht auf Darmableitungen, Schwitzmaßnahmen, Rumpffreibebäder und andere Ableitungen, wie Essigstrümpfe, überzeugend an. Ein Cantharidenpflaster am Warzenfortsatz kann Trommelfelldurchbruch und Überschreiten der Eiterung auf den Knochen verhindern.

F a l l 1 2 : Musiklehrer, 28 Jahre alt, litt seit Kindheit wiederholt an Mittelohrentzündung. Dabei wurde einmal sein rechtes Trommelfell durchbrochen, so daß bei jeder Neuerkrankung eitrige Flüssigkeit aus dem Ohr floß. Stets benötigte er etliche Wochen, bis das Ohr wieder trocken und heil wurde. Als nach einer Erkältung neuerlich ein akuter Mittelohrprozeß ausbrach und er sich nach 7tägiger medikamentöser Behandlung nicht wesentlich gebessert fühlte, unterzog er sich der Schnellbehandlungsserie I. Dabei erhielt er ein Cantharidenpflaster aufgelegt. Schon am nächsten Morgen war für ihn „ein Wunder eingetreten": Die Beschwerden waren beseitigt und das Ohr nahezu trocken. Nach zweitägiger weiterer Ableitungsbehandlung war er völlig beschwerdefrei.

Eine Anzahl anderer Fälle bei Erwachsenen und Kindern sind im Grundlagenbuch des Verfassers beschrieben. Gewiß sind hier und dort nur erfolgreich behandelte Fälle dargestellt, aber es ist grundsätzlich daran zu zweifeln, ob es bei rechtzeitiger und richtiger naturgemäßer Therapie überhaupt erfolglos behandelte akut infektiöse Fälle geben kann. Denn i m m e r werden intensive Entgiftungs- und Ableitungsmaßnahmen zumindest deutliche Entlastung und Verbesserung des Gesamtzustandes des Kranken, Steigerung der körperlichen Widerstandskraft und somit einen gewissen Erfolg mit sich bringen. Z u e n t s c h e i d e n a l l e r d i n g s , o b d i e s e M a ß n a h m e n a l l e i n s c h o n z u r H e i l u n g a u s r e i c h e n o d e r o b e v e n t u e l l n o c h a n d e r e H i l f e n a u s d e m g e s a m t e n R ü s t z e u g d e r H e i l k u n d e z u s ä t z l i c h e i n g e s e t z t w e r d e n s o l l e n , d a s o b l i e g t i n j e d e m e i n z e l n e n F a l l d e r V e r a n t w o r t u n g d e s A r z t e s . Es kommt ja nicht darauf an, daß ein Kranker etwa n u r mit dieser oder nur mit jener Methode kuriert wird, sondern es kommt darauf an, daß er so rasch und so gründlich als möglich mit den harmlosesten Mitteln geheilt wird, ohne daß er Nebenwirkungen, vermeidbare Komplikationen oder sonstige Therapieschäden befürchten oder gar erleiden muß. Gerade von richtiger naturheilkundiger Behandlung kann man aber mit besonderem Nachdruck bekunden, daß sie der obersten Maxime jedes ärztlichen Handelns, nämlich dem P r i m u m   n i l   n o - c e r e ! – V o r a l l e m n i c h t s c h a d e n ! – wahrhaft entspricht.

Weiters kommt noch der große Vorteil des Z e i t g e w i n n e s hinzu. Obzwar schon angeführt und aus den „Allgemeinen Behandlungsrichtlinien" grundsätzlich ersichtlich, sei hier nochmals ein Lehrsatz der natürlichen Heilweise betont:

D i e   n a t u r g e m ä ß e n   B e h a n d l u n g s m e t h o d e n s i n d   b e i   d e n   a k u t e n   E r k ä l t u n g s -   u n d   I n f e k - t i o n s k r a n k h e i t e n   w e i t g e h e n d   u n a b h ä n g i g   v o n d e r   D i a g n o s e !

Bei dieser Therapieform ist es daher nicht entscheidend, ob gerade diese oder jene Virusinfektion, ob eine Halsentzündung, Bronchitis oder Grippe, ob Masern, Mumps, Feuchtblattern usw. ausgebrütet werden oder schon ausgebrochen sind! Es ist für den Arzt hingegen entscheidend, daß er zumeist keine weitere Zeit durch besondere abklärende Untersuchungen verlieren lassen muß und daß er fast immer sofort die Behandlung einsetzen lassen kann. Das ist deshalb möglich, da die naturgemäße Therapie eine so intensive allgemeine Entgiftung und Abwehrsteigerung des Organismus erstrebt, daß sie die spezifische Krankheitsbekämpfung unbesorgt der Natur überlassen kann. Die entgiftenden, ausscheidenden, ausleerenden und abwehrsteigernden Maßnahmen besitzen die Gewalt, die Weiterentwicklung der akuten Infektion in Kürze zu hemmen; sie können den Mikroben ihren neuen Lebensraum im Körper rasch verleiden und sie häufig zu einer so baldigen und gründlichen Ausscheidung bringen, daß die Heilungsdauer dieser Krankheiten oft unglaublich verkürzt wird. Das ist keine bloße Theorie, sondern alltägliche Erfahrung aus der Praxis.

Und nicht zuletzt pflegt die naturgemäße Therapie die W i e -
d e r g e w i n n u n g   d e r   G e s u n d u n g s k r a f t nach einer
Erkrankung rasch und komplikationsfrei eintreten zu lassen.

Alle diese Eigenschaften, nämlich Unschädlichkeit, Zeitgewinn
und kurze Rekonvaleszenz sowie vor allem die in der Praxis bestä-
tigten Heilerfolge sind es, die eine natürliche Behandlung wahrhaft
rechtfertigen und allen persönlichen Einsatz, alle Mitarbeit und
Mühe des Kranken für die eigene Gesundung reichlich lohnen.

Die Vorbeugung

Vorbeugen kann man durch eine möglichst gesunde E r n ä h -
r u n g s weise und durch eine möglichst gesunde L e b e n s weise.

1. Die gesunde Ernährung

*Kein Mensch ist so gesund und daher auch so wohlgenährt,
wie er es sein könnte, wenn sein Verdauungsapparat in
vollkommener Ordnung wäre.*

F. X. Mayr

Alle Zellen, alle Organe und der ganze Körper sind um so gesünder, widerstandsfähiger und leistungskräftiger, je besser sie ernährt
sind. Millionen Menschen bemühen sich daher bewußt um gesunde
Ernährung. Die meisten von ihnen verzehren aus diesem Grund
möglichst viel „gesunde" Speisen; Lebensmittel, von denen sie
gehört haben, daß sie reich an Vitaminen, Spurenelementen oder
sonstigen Wirkstoffen seien, oder von denen sie glauben, daß sie
aus anderen Gründen sehr wertvoll wären. Sie meiden auch verschiedene „ungesunde" Nahrungsmittel, besitzen aber darüber, was
„gesund" oder „ungesund" sein könnte, oft die widersprechendsten
Auffassungen. So ist es kein Wunder, daß solche, meist dilletan-
tische Ernährungsversuche selten Erfolg bringen und bei konse-
quenter Durchführung viel öfter Verschlechterungen als Verbesse-
rungen des Gesundheitszustandes zur Folge haben. Auch das ruhm-
lose Ende verschiedener meist fanatischer Diät- und Rohkostapostel
bestätigt, daß auf so simple Art die optimale Ernährung des Menschen sicher nicht erzielt werden kann!

Die Ernährung des Körpers wird von zwei Faktoren bewerkstelligt:

1. von der **N a h r u n g** und 2. von der **V e r d a u u n g**.

Berücksichtigt man nur den **e i n e n** Faktor, nämlich die Nahrung, wie es heute meist der Fall ist, dann ist gute Ernährung des Körpers nur erzielbar, wenn der andere Faktor, die Verdauung, vollwertig und vollkommen ist. Nun besteht aber heute bei den allerwenigsten Menschen noch diese Voraussetzung einer gesunden Ernährung; es fehlt die vollkommen intakte Verdauungsfähigkeit der aufgenommenen Speisen; es fehlt die vollkommene Gesundheit des Verdauungsapparates! **W e r o p t i m a l e E r n ä h r u n g d e s M e n s c h e n d a h e r n u r d u r c h B e r ü c k s i c h t i g u n g d e s F a k t o r s N a h r u n g e r z i e l e n w i l l , g l e i c h t j e n e m , d e r d e n G a u l v o n h i n t e n a u f z u z ä u n e n s u c h t ! A l s e r s t e s m u ß d i e V o r a u s s e t z u n g r i c h t i g e r E r n ä h r u n g , d i e G e s u n d u n g u n d E r t ü c h t i g u n g d e s V e r d a u u n g s a p p a r a t e s e r s t r e b t w e r d e n !**

Der Pionier einer gesünderen Ernährungsweise, der österreichische Arzt Dr. Franz Xaver MAYR, hat anhand seiner 65jährigen Forschungsarbeiten nachgewiesen: Die Verdauungsorgane der allermeisten Zivilisationsmenschen arbeiten unrationell und mangelhaft. Sie sind überfordert, verschlackt und leistungsschwach. Mehr oder weniger große Anteile der verzehrten Speisen bleiben im feuchtwarmen Magen-Darmtrakt halb verdaut oder unverdaut liegen und fallen der giftigen Zersetzung, Gärung oder Fäulnis anheim. Schädliche Schmarotzerbakterien haben sich im Darmtrakt angesiedelt und oft in großer Menge vermehrt. Die durch Bakterien und Nahrungszersetzung entstehenden Gifte beeinträchtigen verschiedene Funktionen des Organismus, fördern die Verschlackung, verändern das Milieu, vermindern die Widerstandskraft und bereiten die Entstehung von Leiden vor. Die heute so enorme Zahl von Kranken, die an Magenentzündung, Geschwüren, Leber- und Gallenschäden, Stuhlverstopfung, Durchfallneigung, Blähsucht, Dyspepsie, Dysbakterie, Magen-, Leber-, Darmkrebsleiden, bestätigt die große Verbreitung der schon fortgeschritteneren Verdauungsschäden. Das Heer der weniger Verdauungsgestörten – aber nicht Verdauungsgesunden! – ist noch größer. Zu ihm gehören auch alle jene Men-

schen, die sich irrtümlich für verdauungsgesund halten, obwohl sie
es sicher nicht mehr sind, weil – von ihnen unbemerkt – ihre Nahrung unzureichend verdaut wird. Regelmäßige Darmentleerungen
beweisen noch keine gesunde Verdauung!

Die Forschungen von F. X. Mayr haben durch ihre objektiven
Kriterien gefährliche Illusionen um den Ernährungs- und Gesundheitszustand des heutigen Menschen zerstört und völlig neuen Er-
kenntnissen und Möglichkeiten ·den Weg gebahnt. So stellt
nach Mayr die fehlerhafte Kostverarbeitung im Magen-Darm-
Trakt, die Verdauungsschwäche, Darmträgheit, Selbstvergiftung
vom Darm usw.

d a s   v e r b r e i t e t s t e ,   f o l g e n r e i c h s t e   u n d   d e n -
n o c h   a m   w e n i g s t e n   b e a c h t e t e   Ü b e l   d a r ,   d a s
d i e   E r n ä h r u n g   d e s   M e n s c h e n   b e e i n t r ä c h t i g t ,
s e i n e   G e s u n d h e i t   u n t e r g r ä b t   u n d   i h n   a l l m ä h -
l i c h   k r a n k ,   v o r z e i t i g   a l t   u n d   h ä ß l i c h   m a c h t . "

Und nach Kuhne heißt es:
„ D i e   V e r d a u u n g s s t ö r u n g   i s t   d i e   M u t t e r
a l l e r   K r a n k h e i t e n ! "

Und nach Metschnikow entstand der Volksspruch:
„ I m   D a r m   s i t z t   d e r   T o d ! "

Der Darm, dieser Schlüssel für Vorbeugung, Ernährung und
Gesundung, kann in wirksamster Weise durch die natürliche
D a r m r e i n i g u n g s -   u n d   R e g e n e r a t i o n s k u r
n a c h   F .   X .   M A Y R   (M a y r - K u r)
gereinigt, entgiftet und wieder ertüchtigt werden. Als Folge der
Darmgesundung entschlacken sich auch die übrigen nicht vollgesun-
den Körperteile, Säfte und Gewebe, normalisiert sich das Milieu und
verbessert sich die Gesundungs- und Widerstandskraft des Organismus. Verschiedenste Störungen, Leiden und Gebrechen verschwinden, darunter auch solche, die ·scheinbar mit dem Verdauungstrakt
keinen Zusammenhang besitzen. Die Darmgesundung hebt den
Gesamtzustand des Menschen auf eine neue Basis und vermittelt ein
neues Lebensgefühl. D a b e i   e r l e b t   m a n ,   d a ß   s i c h
d u r c h   d i e   G e s u n d u n g   d e r   V e r d a u u n g s o r g a n e
e i n e   g e s ü n d e r e   E r n ä h r u n g s w e i s e   g a n z   n a t ü r -

lich, wie von selbst ergibt. Es zeigt sich dann, daß
die Fragen:

Wie viel? Wie oft? Wann? und Was? soll man essen, um sich
gesund zu ernähren?

nur i n d i v i d u e l l zu beantworten sind. Aber man weiß nun
viel sicherer seine Antwort darauf, was und wie es der Körper
wirklich benötigt. Allgemeingültig läßt sich hier jedoch schon
sagen, daß verschiedene moderne Auswüchse, wie der „Vitamin-
rummel", das Vielessen großer Obst- und Rohkostmengen sowie
der bei Kindern und Erwachsenen übersteigerte Zucker- und Süßig-
keitskonsum vielseitig schädlich sind und die Widerstandskraft
gegen Infekte und andere Erkrankungen untergraben. Die Arbeiten
von F. X. M AYR und seiner Schüler dienen der Aufklärung dieser
Fragen um Vorbeugung, Verdauung, Ernährung und Gesundung
des heutigen Menschen[1]).

Zusammenfassung:

Vorbeugen heißt in erster Linie, den gesamten Menschen von Zeit
zu Zeit durch Darmreinigungs- und Regenerationskuren, wie Mayr-
Kuren, zu entschlacken, seine Verdauung zu ertüchtigen und ihn
durch eine neugewonnene verbesserte Ernährung gesünder, lei-
stungsfähiger und widerstandskräftiger zu machen.

---

[1]) MAYR, Dr. F. X.: Fundamente zur Diagnostik der Verdauungskrankheiten.
Goisern (O.-Ö.) 1921. Verlag Neues Leben.
    —: Die Darmträgheit, 3. Aufl. Goisern (O.-Ö.) 1953. Verlag Neues Leben.
    —: Wann ist unser Verdauungsapparat in Ordnung? 2. Aufl. Goisern
(O.-Ö.) 1951. Verlag Neues Leben.
    —: Schönheit und Verdauung, 2. Aufl. Goisern (O.-Ö.). Verlag Neues
Leben.
    RAUCH, E.: Die Darmreinigung nach F. X. MAYR, 27. verb. Aufl. Heidel-
berg 1979. Karl F. Haug Verlag.
    —: Blut und Säftereinigung. MILDE ABLEITUNGSKUR. 12. überarb.
Aufl. Heidelberg 1979. Karl F. Haug Verlag.
    BARTUSSEK, A.: Darm, Ernährung, Gesundheit. München 1954. Drei Eichen
Verlag.
    —: Die Gesundheitslehre F. X. MAYRS.

2. Die gesunde Lebensweise

Gesundheit erflehen die Menschen von den Göttern;
daß es aber in ihrer Hand liegt, diese zu bewahren,
daran denken sie nicht.

DEMOKRIT [460 v. Ch.]

Das Atomzeitalter mit seiner Hast und Unruhe, seinen technischen Umwälzungen, mit seiner Entfremdung von der Natur macht es den höher zivilisierten Völkern schwer, auch nur einigermaßen gesund und naturgemäß zu leben. Aber je mehr Schädigungsfaktoren auf den einzelnen einwirken, berufliche Überforderung, Zeitnot, Lärm usw., desto mehr muß er sich um eine vernünftig geordnete, harmonisierte, kräfteschonende und kräfteerhaltende Lebensführung b e m ü h e n.

Als e r s t e s G e b o t gilt es, vermeidbare k r a n k - m a c h e n d e F e h l e r abzustellen. Dazu gehören körperlicher und seelischer Raubbau, Fehleinschätzung und Mißbrauch der eigenen Kraftreserven, unmäßiger Genuß aufputschender Mittel, Kaffee, Alkohol, Nikotin, Drogen und andere mehr. Auch die chronische Übermüdung muß als schwere gesundheitliche Störquelle beseitigt werden, gleich ob sie durch Dauerfernsehen, zu spätes Schlafengehen oder sonstige zum Großteil vermeidbare Überforderungen des vegetativen Nervensystems zustandegekommen ist. Nach Professor SALMANOFF gibt es keine Krankheit ohne vorherige Ermüdung![1])

Als z w e i t e s G e b o t gilt es, regelmäßig einen g e s u n d e n, e r h o l s a m e n A u s g l e i c h zur Alltagsbetätigung, wie Wandern, Gartenarbeit, Sport usw. zu betreiben. So wird am besten alle Müdigkeit behoben, der berufsbedingte Verschleiß aufgehalten, Abstand von Sorgen und Lebensbelastungen erzielt und neue Spannkraft gewonnen. SEUME [1763–1810], der einst zu Fuß bis Syrakus wanderte, riefe auch dem heutigen Autofahrer zu: „Es ginge vieles besser, wenn man mehr ginge"[2]). Gesundheit läßt sich nicht ersitzen!

Das d r i t t e G e b o t ist die Pflege naturgemäßer Vorbeugungsmaßnahmen, wie Anwendung der Rumpfreibebäder, Wechsel-

---

[1]) SALMANOFF, A.: Geheimnisvolle Weisheit des Leibes. Ulm/Donau 1961. Karl F. Haug Verlag.

[2]) SEUME, Johann Gottfried: Spaziergang nach Syrakus. 1803.

duschen, Sauna, Massagen, Licht-, Luft-, Sonnenbäder und andere mehr. Sie entgiften den Organismus, trainieren Haut- und Kreislaufsystem und halten den Menschen jung, elastisch und abwehrkräftig.

Über diese Gebote hinausreichend kommt dem Einsatz seelisch-geistiger Kräfte gesundheitsentscheidende Bedeutung zu. Will der Mensch nicht innerlich verwelken, sondern aufblühen, muß er sich und anderen Freude bereiten. Er muß sich ein erstrebenswertes Ziel vor Augen stellen, seinem Dasein Sinn und Berechtigung verleihen und mit besten Kräften nach einem glückerfüllten Leben streben. Unter Glück ist aber nicht ein erfreulicher Zufall oder der Rausch kurzer Stunden gemeint. Echtes Glück ist allein „ die Freude des Schaffenden an seinem Werk " [1]). Glück ist ein freudevolles Wirken, ein Schaffen an einem positiven Aufbau im Aufgabenkreis jedes Menschen. Im Rahmen der Gesundung, des Berufes, der Liebe, Ehe, Familie, des Heimes, der Freizeit, der höheren Bestrebungen in sittlicher und geistiger Hinsicht steht jedem einzelnen ein unbegrenztes Betätigungsfeld offen. Jeder, der danach trachtet, die Vielfalt der ihm gebotenen Glückesmöglichkeiten zu erkennen und durch richtiges Tun zur Erfüllung zu bringen, der entwickelt in sich neue Kräfte. Diese Kräfte sind machtvolle Schöpfungskräfte, die den ganzen Menschen durchstrahlen, sein Innenleben harmonisieren und sein Lebensgefühl glückhaft erhöhen. So beflügeln sie auch den inneren Arzt, treiben die Genesung voran und stärken die Heilkraft zur Erneuerung der Gesundheit.

Möge die vorliegende Schrift
vielen Suchenden
den Weg dazu bereiten!

*   *
*

Der Verlag ersucht, etwaige Anfragen direkt an den Verfasser zu richten: Dr. med. Erich RAUCH, A-9082 Maria Wörth-Dellach, Gesundheitszentrum Golfhotel am Wörthersee.

---

[1]) Bo YIN RA: Das Buch vom Glück. Basel. Kobersche Verlagsbuchhandlung.

Die 5 Bücher von Dr. Erich RAUCH sind als zusammengehörige Einheit zu betrachten:

1. Die Darmreinigung nach Dr. F. X. Mayr

2. Blut- und Säfte-Reinigung
MILDE ABLEITUNGSKUR

3. Milde Ableitungsdiät
Kochrezepte der MILDEN ABLEITUNGSKUR
Richtlinien für gesündere Ernährung

4. Heilung der Erkältungs- und Infektionskrankheiten durch natürliche Behandlung

5. Diagnostik nach F. X. Mayr

Diese 5 Schriften dienen dazu, Ihnen Ihren Heilerfolg zu vergrößern.

Die Darmreinigung nach Dr. F. X. Mayr

Von Dr. med. Erich RAUCH

100 Seiten, 15 Abbildungen und 2 Tabellen, kartoniert mit mehrfarbigem Umschlag, DM 14,—

28. Auflage

Wer MAYRs Erkenntnisse begriffen und am „eigenen Leib" eine Mayr-Kur einmal gemacht hat, besitzt eine gute Leitlinie durch den Wirrwarr der vielen „Ernährungssysteme", die heute angepriesen werden. Man kommt von der Quantität zurück zur Qualität. Es ist angenehm, daß keine Verbote die Freude am Essen behindern. RAUCH versteht es, in einfacher und amüsanter Weise die Lehren MAYRs darzustellen. Das Buch wurde für die Praxis, für den Arzt zu dessen Entlastung und für den Patienten zu dessen Aufklärung geschrieben. Der Verfasser vertieft die Lehren MAYRs aus seiner eigenen Erfahrung und gibt den Patienten auch Ratschläge für die Zeit nach der Kur. Die Mayr-Kur verlangt allerdings das Mitdenken und Mitarbeiten, um Erfolge zu haben. Es ist daher unmöglich, die Gesundheit durch die Mayr-Kur wie eine Ware kaufen zu wollen. Der Verzicht auf schädliche Gewohnheiten, der Wille zur Gesundung und die geistig-körperliche Mitarbeit werden aber den Erfolg nicht ausbleiben lassen. Die Kur ist einfach, aber nicht bequem. In einer Zeit, wo Übergewicht und Stoffwechselleiden in vermehrtem Maße auftreten, ist es ein Glück für Arzt und Patient, durch diese Schrift den Weg zur Gesundung leichter zu finden.

„Österreichische Ärztezeitung"

Karl F. Haug Verlag GmbH & Co. · Postfach 10 28 40 ·

6900 Heidelberg 1

Milde Ableitungsdiät

Kochrezepte der MILDEN ABLEITUNGSKUR
Richtlinien für gesündere Ernährung

Von Dr. med. Erich RAUCH und
Küchenmeister Peter MAYR

3. Auflage, 148 Seiten, 6 Abb., 1 Farbtafel mit 16 vierfarbigen Tellergerichten, kart. mit 3farbigem Umschlag, DM 27,—

Dr. RAUCH, Chefarzt eines Spezialsanatoriums für Diagnostik und Therapie nach Dr. F. X. MAYR, und der Küchenchef seines Hauses, P. MAYR, haben ein praktisches Diät- und Rezeptbuch verfaßt, wie es nur aus enger Zusammenarbeit von Arzt und Küchenmeister entstehen konnte. Die MILDE ABLEITUNGSDIÄT ist die Heilkost der bewährten MILDEN ABLEITUNGSKUR und eine Diät, wie sie heute fast jeder zur Krankheitsvorbeugung, zur Anhebung der Grundgesundheit sowie zur Förderung der Heilung verschiedenster Krankheitszustände sehr gut benötigen kann.

Wer einmal begriffen hat, daß der WEG ZUR GESUNDHEIT nicht durch die Apotheke, sondern durch die Küche führt, der braucht detaillierte klare praktische Anleitungen, die sich meist schon nach kurzem sehr günstig auswirken. Hier sind sie! Carpe et tolle — nimm und lies!

Karl F. Haug Verlag GmbH & Co. · Postfach 10 28 40
6900 Heidelberg 1

Heilung der Erkältungs- und Infektionskrankheiten durch natürliche Behandlung

Von Dr med. Erich RAUCH

Diagnostik nach F. X. Mayr

Kriterien des Krankheitsvorfeldes, der Gesundheit und Krankheit

Von Dr. med. Erich RAUCH

2. Auflage, 151 Seiten und 50 Abb., kart. mit 2farbigem Umschlag, DM 27,—

Nach jahrzehntelangem Forschen an Hand einer Untersuchungs- und Behandlungsreihe vieler Tausender von Patienten hat F. X. MAYR aus der Gesamtheit seiner bisher gefundenen sichtbaren, tastbaren, meßbaren und überprüfbaren Zeichen der Gesundheit — eine eigene diagnostische Methode: die „Diagnostik der Gesundheit" entwickelt.

Karl F. Haug Verlag GmbH & Co. · Postfach 10 28 40 · 6900 Heidelberg 1